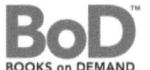

Über die Autorin

Denise Jacobs, geboren 1982, hat Medienpädagogik in Regensburg studiert. Sie lebt mit ihrer Familie im Großraum München, wo sie u. a. als Projektmanagerin tätig ist. Mit „Baby im Bauch, Chaos im Kopf" erscheint ihr erstes Buch.

DENISE JACOBS

Baby im Bauch, Chaos im Kopf

Tagebuch einer Schwangerschaft

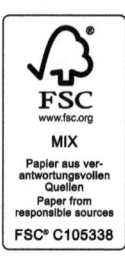

1. Auflage 2016

Bibliografische Information der Deutschen Nationalbibliothek:
Die Deutsche Nationalbibliothek verzeichnet diese Publikation in der Deutschen Nationalbibliografie; detaillierte bibliografische Daten sind im Internet über www.dnb.de abrufbar.

© 2016 Denise Jacobs

Illustration: Janina Steger, München
Lektorat: Monika Esterer, München
Herstellung und Verlag: BoD – Books on Demand, Norderstedt

ISBN: 978-3-7392-2377-3

Für meinen Sohn,
für meine Familie
und für alle werdenden Eltern.

Vorwort der Autorin

Dieses Buch ist ein Erfahrungsbericht, wobei alle Namen geändert wurden. Es spiegelt meine persönlichen Gedanken und Handlungen wider. Diese sind geprägt von Menschen, die meinen Lebensweg begleitet haben, von meinen Erlebnissen sowie von der Kultur, in der ich lebe. Ich bin Menschen begegnet, die mich über meinen persönlichen wie kulturellen Horizont hinausblicken ließen und mir neue Perspektiven ermöglichten. Diese Sichtweisen möchte ich weitergeben, denn: Nur wer mehrere Möglichkeiten kennt, kann sich bewusst dafür oder dagegen entscheiden. Letztlich geht es für jede Familie darum, ihren eigenen Weg zu finden.

15. Januar 2012
„Bist du dabei?", fragt sie.
„Äh ... ja klaaar!" Schluck. Ich versuche zu lächeln und überzeugend zu klingen. „Wann ist denn der Termin?", will ich wissen.
„Am Dreißigsten."
„Am Dreißigsten?!" Mein Lächeln erstarrt. Der Dreißigste ohne Zusatz des Monats bedeutet, dass es sich um diesen Monat handelt. 30. Januar – das ist in zwei Wochen. Vor genau sechs Monaten hatte ich Hanna versprochen, dass ich dabei sein würde, wenn sie mich bräuchte. Ich würde auch beim Geburtsvorbereitungskurs mitmachen. Hecheln üben, Rückenmassage, anfeuern. Ich hatte mir das damals schon alles vorgestellt. Doch dann ging sie allein zum Kurs und ich dachte, ich wäre raus.
Hah! Pustekuchen! „Üüü-berrr-raaaschung!", höre ich es in meinen Ohren trällern. In zwei Wochen. In zwei Wochen?! Oh mein Gott, und ich bin gar nicht vorbereitet, absolut null! Aber ich bin dabei, wie versprochen. „Ok, dann lass uns noch vorher telefonieren!", bitte ich sie.
„Ja, das machen wir. Vielen Dank!", sagt sie zum Abschied.
Naja, warte lieber erst einmal ab, bevor du dich bedankst!
Wir verabschieden uns wie immer mit einer Umarmung, nur dass ich mich diesmal etwas weiter zu ihr herüberlehnen muss, um sie umarmen zu können. Mit kugelrundem Bauch watschelt sie zurück zur U-Bahn.

Vor zwei Jahren hatte Hanna während ihres einjährigen Studienaufenthalts in Japan einen Mann kennen und lieben gelernt. Nachdem sie zurückgekehrt war, besuchte er sie zwei Wochen lang. In dieser Zeit wurde sie schwanger. Hanna war sofort bereit, alles stehen und liegen zu lassen und zu ihm zu ziehen, damit sie eine Familie werden könnten. Doch ihr Japaner wollte nicht verstehen, dass er der Vater sein sollte. Sie versuchte, es ihm zu erklären, doch er blieb dabei, dass er bestimmt nicht der Vater sei.

Hanna beschloss, das Kind dennoch zu bekommen. „Wenn das Kind raus kommt, wird er ja sehen, dass es von ihm ist", sagte sie zuversichtlich.

„Man wird sicher sehen, dass es japanisch ist. Aber es besteht die Möglichkeit, dass der Vater trotzdem nichts mit ihm zu tun haben will", warnte ich sie.

„Ja, das weiß ich", seufzte sie.

Wir beide wussten, dass es so kommen würde.

Ich bot ihr damals an, sie zu unterstützen, soweit ich kann.

Jetzt ist es soweit: Sie nimmt mein Angebot an.

Ich schalte den Laptop ein, um Bücher über Schwangerschaft und Geburt zu suchen. Ich muss mich vorbereiten! Ich habe keine Ahnung, was da auf mich zukommt, wie ich sie unterstützen kann. Ein dicker Wälzer zum Thema Schwangerschaft und Geburt ist schnell gefunden. 376 Seiten – das dürfte für den Anfang reichen. Ab in den Warenkorb! Vielleicht doch noch ein zweites bestellen? Ah, ein Handbuch für werdende Papas! Das ist das Richtige für mich. Ich werde bald quasi Papa – zumindest bin ich bei der Geburt dabei. „Handbuch" klingt nach Bedienungsanleitung. Wie für mich gemacht. Ab in den Warenkorb und bestellen! Gut, das wäre geschafft. Hoffentlich kommen die Bücher rechtzeitig! In zwei Wochen ist der Termin. Heißt, es kann jederzeit losgehen und ich bin nicht vorbereitet.

Ich rufe Gabriel an, einen Freund aus der Studienzeit. Schon Mitte 30, schon zwei Kinder. Er muss mir gleich ein paar Tipps geben – für den Fall, dass Hannas kleines Würmchen es sich früher überlegt.

„Ich hab noch niemanden in meinem ganzen Leben je so schreien hören. Kannst du Blut sehen? Das ganze Blut! Und die ganzen anderen Körperflüssigkeiten, eine echte Sauerei!", sagt er.

Was ich an Gabriel immer geschätzt habe, ist seine offene, direkte Art zu reden, ohne Umschweife, ehrlich und konkret. Jetzt aber zweifle ich, ob mich das weiterbringt. „Aber etwas ganz Besonderes ist es auch!", fügt er hinzu.

Ich habe Angst. Was ist, wenn mir schlecht wird während der Geburt? Wenn ich mich übergeben muss oder umkippe? Kann ich Blut sehen? Ja, ich glaube schon. Wenn ich mir in den Finger geschnitten habe, war das nie ein Problem. Aber wie sieht es mit der Unmenge an Blut bei einer Geburt aus?

Ich muss stark sein! Für Hanna. Schließlich hat sie sicher noch mehr Angst. Sie ist es, die alles leisten muss, stundenlang unendliche Schmerzen ertragen, die sie sich nie zuvor hätte vorstellen können. Ich bin nur dabei, stehe nur daneben. Ich weiß noch nicht wie, aber ich werde es schaffen! Einfach auf meine Intuition vertrauen? Ich und Intuition! Ich brauche Anweisung! Wann kommen die Bücher? Lieferdauer zwei bis drei Tage. Hoffentlich kommen sie rechtzeitig!

Ich rufe meinen Schatz an. Felix muss mich aufbauen. Er muss mir sagen, dass ich das kann. Und bitte: „Na klar schaffst du das! Du bist doch nicht diejenige, die die Schmerzen hat. Du bist doch nur dabei."

Ganz meine Rede! Wir verstehen uns. Aber sieht er das nicht ein bisschen zu einfach? Hätte er denn an meiner Stelle keine Angst? Felix kennt das aus dem Rettungsdienst zu seiner Zivi-Zeit. Zwar hat er noch keine Geburt miterlebt, aber schon genug Blut gesehen, mehr als im Spätabendprogramm im Fernsehen zu sehen ist. Hm, seine sanften Worte haben mich zwar beruhigt, doch eine gewisse Ahnung bleibt, ein Hauch von Angst, dass es nicht so larifari-einfach wird wie ein Spaziergang.

16. Januar 2012

Ich verabrede mich mit Alex zum Mittagessen in der Kantine. Er ist einer meiner Lieblingskollegen in der Projekte-Abteilung. Ein erfahrener Projektmanager, Lebemann und Weltenbummler. Er hat für alles und jeden den richtigen Tipp, vom besten Restaurant in München, Lissabon und St. Petersburg bis hin zu Ratschlägen zum richtigen Stillen. Doch was ihn heute prädestiniert für ein gemeinsames Mittagessen: Alex ist Papa. Seine Tochter ist mittlerweile 13. Er ist der Richtige, um über die anstehende Geburt zu sprechen. Schließlich werde ich auch sehr bald Papa, quasi, zumindest den einen Tag.

„Eine Geburt ist etwas ganz Wunderbares!", meint er.

Das ist schon hilfreicher. Er fängt mit dem Positiven an, das klingt gut.

„Es ist ein großer Vertrauensbeweis und eine Ehre, dass du dabei sein darfst."

Ja, das stimmt schon. Ich nicke.

Er fährt fort: „Ein Kind ist ein einmaliges Geschenk."

„Ja, ja, ich weiß, aber was ist mit dem vielen Blut?", frage ich ungeduldig.

„Ach so! Kannst du Blut sehen?"

Ich nicke.

„Immer beim Kopf bleiben! Egal was passiert, du bleibst immer beim Kopf! Beim Kopf der Freundin, wohlgemerkt."

„Ok, das kriege ich hin. Aber wie kann ich sie unterstützen?"

„Tu alles, was sie will. Sie wird dir sagen, was sie braucht. Und egal, was sie sagt oder wie sehr sie dich anpflaumt: Nimm es nicht persönlich!"

Alex hat da wohl Erfahrung gesammelt bei seiner Frau damals. Davor, dass Hanna mich anpflaumt, habe ich weniger Angst. Sie wird kaum „Ich hasse dich!" schreien, wie es in diversen Filmen vorkommt. Schließlich bin ich nicht für ihren Schmerz verantwortlich, ich bin nicht der Erzeuger. Vielleicht schreit sie „Ich hasse ihn!", aber auch das trifft mich nicht. Naja, was auch immer sie schreien wird: Nicht persönlich nehmen! Das kann ich.

Alex unterbricht meine Gedanken: „Packe dir einen Müsliriegel ein und iss ihn auf der Fahrt dahin. Du weißt nicht, ob du in der Klinik noch dazu kommst."

„Müsliriegel, ok!"
Das sind die guten Tipps, die ich von Alex gewöhnt bin. Hat sich doch gelohnt!

Jetzt muss ich mit meinem Chef sprechen. Bin gespannt, wie er reagiert. Er hat Zeit für mich. Ich informiere ihn, dass ich demnächst quasi Papa werde, in zwei Wochen schon oder vielleicht auch jetzt kurzfristig irgendwann, eigentlich jederzeit in den kommenden vier Wochen, und dass es mir daher sehr wichtig wäre, dass ich kurzfristig freibekäme, um bei der Geburt dabei zu sein. In meinem Projekt läuft derzeit auch alles nach Plan und es gibt keine heiße Phase diesen Monat. Also?
Es geht in Ordnung für ihn, wenn ich mein Team vorher informiere.
Kein Problem, das mach ich gleich im Team-Meeting.
Guter Chef.

18. Januar 2012
Die Bücher sind da. Mit dem Papa-Handbuch fange ich an. Die Kapitel über Schwangerschaft und Entwicklung des Babys im Bauch lasse ich weg. Ich konzentriere mich auf das Kapitel über die Geburt. Es trägt die Überschrift „Schmerzen, Schreie, Blut". Hier bin ich richtig.
Viele werdende Väter hätten demnach Angst umzukippen. Dennoch kennen die Autoren niemanden, der je umgekippt sei. Wie viele Papas kennen sie denn? Das steht da nicht. Bei Schmerzensschreien solle man mitatmen, heißt es weiter. „Aaaah" solle man machen, dann fiele es einem leichter, die Frau schreien zu hören. Aha. Wir werden sehen, ob ich das tue.
Wie genau man die Frau zum Atmen anleitet, das lerne man im Geburtsvorbereitungskurs. Na toll! Ich soll Hanna atmen helfen und weiß nicht, wie man genau atmen soll. Wäre ich doch nur in diesem verflixten Kurs gewesen!

Weiter steht da, man solle vor der Geburt klären, welche Rolle man während der Geburt spielen und welche Aufgaben man übernehmen soll. Ich muss Hanna anrufen!
„Wie soll ich dir helfen? Was soll ich tun?"
„Einfach nur dabei sein", sagt sie.
„Hm, ok."
Nein, nicht ok! Das ist zu unkonkret. Ich bin ein Mensch, der gerne vorbereitet ist. Händchen halten, Mut machen, loben – mehr könne man nicht tun, sagt das Handbuch. Das soll alles sein? Ach, da steht noch eine Checkliste für die Geburt für werdende Väter. Checklisten sind gut, die kann man abhaken.
1. Geburtsvorbereitungskurs machen.
    Hmpf! Verpasst. Schaffe ich nicht mehr.
2. Geburtsort klären.
    Das hat Hanna erledigt.
3. Mit Menschen über Ängste sprechen, um Ängste abzubauen.
    Gabriel, Alex,... wen kenne ich noch? Carla, meine Kollegin, hat vor Kurzem selbst ein Kind bekommen. Sie könnte ich fragen. Muss sie gleich einmal wegen eines Treffens fragen!
4. Hebamme für Vorsorge, Geburt und Nachsorge suchen.
    Wieder Hannas Aufgabe.
5. Den Weg von daheim zur Klinik auswendig lernen beziehungsweise sich fahren lassen, wenn man zu nervös ist.
    Selber zu fahren erübrigt sich, weil ich kein Auto besitze. Mir bleibt nur die Wahl zwischen S-Bahn oder Taxi. S-Bahn dauert zu lange. Ich recherchiere ein Taxi-Unternehmen in der Umgebung und schreibe mir die Telefonnummer heraus. Sicherheitshalber noch zwei weitere, falls ich den einen oder anderen nicht erreiche.
6. Klinikkoffer packen.
    Natürlich muss auch ich einen Klinikkoffer packen! Wer weiß, ob Hanna an alles denkt. Es gibt eine eigene Checkliste dafür:

Krankenkassenkarte, Mutterpass, Nachthemd, Hausschuhe, warme Socken, Zahnbürste,... das Meiste wird Hanna dabeihaben. Aber es gibt auch ein paar Sachen, die ich als Begleiterin mitbringen kann: Lippencreme, Duftöl, Massageball, Musik, Walkman (Wie alt ist das Buch? 2005! Wieso steht dann da etwas von *Walkman*? Wie alt sind die Autoren? Aha, in den 60ern geboren.), Lektüre, Kartenspiel, saure Bonbons, belegte Brote für Begleiter, Kekse und Müsliriegel.
Ich muss noch einkaufen!

19. Januar 2012
Ich war einkaufen. Für den Klinikkoffer. Eigentlich ist es eine kleine Reisetasche. Soll nicht übertrieben wirken. Ich bin nur die Begleitung. Aber eine gut vorbereitete Begleitung! Ich lege alles zu der Tasche. Lippencreme habe ich besorgt. Igel-Massageball habe ich gekauft. Ich habe mich gegen saure Bonbons entschieden. Wofür braucht man die? Duftöl können wir weglassen. Man muss es nicht übertreiben! Drei Bücher habe ich aus meiner privaten Sammlung herausgesucht. Zwei verschiedene witzige Romane über Schwangerschaft, Kinderkriegen und Kinder-Haben und einen typischen Frauenroman über die Irrungen und Wirrungen der Liebe. Karten spiele ich zwar gern, halte ich aber für unpassend. Hanna schreit vor schier unerträglichen Schmerzen und ich frage sie: „Hey, wie wär's mit einer Runde Mau-Mau?" Sicher nicht! Walkman lasse ich auch weg. Ich muss zugeben, ich habe noch einen, aber die zugehörigen Kassetten will ich Hanna lieber nicht anbieten. Die Wahl zwischen Dumbo, Bibi Blocksberg und spanischen Kinderliedern aus dem Mini-Club auf Mallorca finde ich unter den gegebenen Umständen unzumutbar. Meinen MP3-Player nehme ich aber mit. Belegte Brote schmiere ich noch nicht. Ich habe zwar kurz überlegt, jeden Abend eins zu schmieren und zur Not am nächsten Morgen zum Frühstück zu verputzen, habe mich aber dagegen entschieden. Müsliriegel habe ich aber besorgt.

Die Checkliste ist damit abgearbeitet. Ein wunderbares Gefühl, vorbereitet zu sein!

20. Januar 2012
Carla hat heute Zeit für mich. Sie erzählt von der Geburt ihrer Tochter. Carla hatte viel Blut verloren und war dadurch sehr schwach. Sie konnte ihr Kind nicht einmal halten, so kraftlos war sie. Ihr Mann musste es nach der Geburt nehmen. Das war gut für die Beziehung zwischen Papa und Kind. So hat er von Anfang an Verantwortung übernommen und gleich eine innige Bindung aufgebaut. Doch für Carla war es eine schwere Geburt. Als sie hört, dass ich demnächst einer Freundin bei der Entbindung beistehen will, guckt sie mich mit großen, erstarrten Augen an. Das ist wohl der Moment, in dem sie sich das bildlich vorstellt.
„Davon würde ich dir dringend abraten! Das viele Blut! Also wenn du selbst einmal Kinder haben willst, solltest du das lieber bleiben lassen. Als Frau vergisst man die Geburt schnell wieder, aber als ‚Mann' bleiben die Bilder."
Carla sieht mich eindringlich an.
Na toll! Ich habe Hanna aber schon zugesagt und natürlich muss ich ihr beistehen. Ich weiß nicht, was ich sagen soll. Ich verziehe das Gesicht zu einem gequälten Lächeln.
Carla meint es nur gut: „Das viele Blut! Ehrlich, du solltest dir das noch einmal überlegen!"
Ich werde es schon schaffen, ich bin doch nur dabei ... Oder?
Aus der Nummer komme ich jedenfalls nicht mehr raus.

23. Januar 2012
Morgens um halb sechs klingelt mein Handy. Seit gut einer Woche habe ich es nachts neben dem Bett liegen und permanent auf „laut" gestellt. Hanna ist dran. Sie fährt gerade ins Krankenhaus. Heute schon? Ich habe erst ein Buch gelesen, das zweite habe ich noch nicht einmal angefangen! Es steht ungelesen in meinem

Bücherregal. Ich bin noch nicht vollends vorbereitet! Zum Glück habe ich mich bei dem einen wenigstens auf das wichtigste Kapitel konzentriert. Priorisierung ist das Tagesgeschäft eines Projektmanagers.

Na dann auf ins Ungewisse! Hilft ja nichts. Hanna berichtet, sie habe Wehen im Abstand von acht Minuten. Heißt, ich habe noch etwas Zeit, so viel weiß ich.

„Gut, bin in einer Stunde da!", versichere ich ihr.

Aufgestanden – und nun? Soll ich mich duschen, schminken und frühstücken, genau wie jeden Morgen? Oder lieber gleich losfahren? Ich entscheide mich zu duschen. Macht es Sinn, mich zu schminken, wenn ich Rotz und Wasser heule oder völlig verschwitzt bin? Ich entscheide mich für wasserfeste Wimperntusche, sonst nichts. Frühstücken? Nein, dafür ist es noch zu früh. Ich bekomme um diese Zeit nichts herunter, beschließe aber, auf der Fahrt ins Krankenhaus wenigstens einen Müsliriegel zu essen, wie Alex empfohlen hat. Schnell schicke ich noch eine E-Mail an meinen Chef: „Ich komme heute nicht, Babyalarm!"

Ich suche meinen Terminkalender – wo zur Hölle hab ich den bloß hingelegt? Zweimal alles durchsucht. Die Wohnung sieht aus wie nach einem Einbruch. Aha, hier ist er! Den einen Termin heute muss ich noch absagen! Mache ich später.

Was nehme ich alles mit in die Klinik? Ich habe zwar alles zurechtgelegt, aber wie packe ich das alles am besten ein? Es gibt Sachen für mich und Sachen für Hanna. Dinge, die man am Anfang braucht und Dinge, die man später brauchen könnte. Was kommt oben, was unten rein? Ich packe ein, aus, um ...

Merke: Beim nächsten Mal alles vorher packen! Diese Hektik! Ok, alles fertig!

Jetzt muss ich ein Taxi rufen! Erst bei der dritten Nummer geht jemand ran. Zum Glück habe ich mehrere herausgesucht! Wo sind all die Taxis, wenn man sie braucht? Wollen die nichts verdienen?

Zehn Minuten später klingelt es an der Haustür. Das hat aber lange gedauert! Los geht's! Die Tasche kommt in den Kofferraum, das Taxi fährt los. Der Müsliriegel ist in der Tasche. Egal. Mein Handy habe ich in der Hosentasche. Ich sage noch schnell per SMS den einen Termin ab und gratuliere Gabriel zum Geburtstag. Was für ein Zufall! Heute vor 36 Jahren kam klein Gabriel zur Welt. Ich denke an den Geburtsbericht seiner Kinder – ach, lieber an etwas anderes denken!

Hanna ruft an.

„Keine Sorge, bin unterwegs", melde ich mich.

„Ok. Du findest mich auf der Entbindungsstation."

Ja, davon war auszugehen. „Gut, bis gleich!"

Angekommen. Teuer war's. Aber besondere Ereignisse erfordern besondere Maßnahmen! Mir wäre es jeden Preis wert gewesen. Die doppelte Zeit in der S-Bahn mit möglichen Verspätungen, das hätten meine Nerven nicht ausgehalten. Es ist jetzt halb sieben. Wie versprochen eine Stunde später.

Das Krankenhaus ist unübersichtlich! Von Pontius zu Pilatus, von Schalter A zu Schalter B geschickt, der um die Zeit noch geschlossen hat. Vom Erdgeschoss ins erste Obergeschoss und von dort wieder ins Erdgeschoss geschickt. Ich fühle mich wie bei Asterix und Obelix auf dem Amt. Von wegen den Weg von daheim zum Krankenhaus auswendig lernen! *Im* Krankenhaus muss man den Weg auswendig lernen! Um die Uhrzeit ist kaum ein Mensch da, den man fragen kann.

Endlich, die Putzfrau wusste den Weg und auf einmal stehe ich vor ihr: Hanna, halb sitzend, halb liegend auf dem Bett in einem gemütlichen Zimmer. Rote Wände, gedämpftes Licht und rote Gardinen, die dem Zimmer eine wohlige warme Farbe geben. Wunderschön, für Krankenhausverhältnisse.

Es geht Hanna gut. Seit zwei Uhr hat sie Wehen, erst im Zehn-Minuten-Takt, später im Fünf-Minuten-Takt. Dann ist sie losgefahren. Genauer gesagt hat die Nachbarin sie gefahren. Jetzt ist der Abstand wieder größer, die Wehen unregelmäßig: sieben Minuten, acht, fünf, zwölf ... Ich hatte mir das anders vorgestellt – in dem Buch steht, erst kämen die Wehen in größerem Abstand, dann werde der Abstand immer kleiner. Von Unregelmäßigkeiten stand da nichts. Hanna geht es genauso. Na wenigstens etwas! Es fühle sich an wie Regelschmerzen – so beschreibt sie die Wehen. 30 Sekunden lang, dann gehen sie wieder weg. Sie schaut auf ihr Handy und stoppt die Zeit der Wehen und der Wehenpausen. Wir erzählen vom Wochenende und lachen viel. Die Stimmung ist gut.

Mit der Zeit werden die Wehen heftiger, das Lachen wird weniger. Ich biete ihr an, ihr den Rücken zu massieren. Schließlich habe ich einen Igel-Massageball dabei!

Der Ball ist doof, ich kann damit nicht umgehen. Ich rutsche immer ab. Weg damit! Wozu habe ich Hände? Die tun Hanna gut, gerade im unteren Rückenbereich. Als die nächste Wehe kommt, wird ihr unterer Rücken hart. Noch nie habe ich einen so harten Rücken gespürt. Selbst der muskulöseste Mann, den ich je angefasst habe, kann da nicht mithalten. Ich massiere weiter, drücke gegen den harten Rückenbereich. Genau da tut es ihr gut. Immer während der Wehen. Sie spürt sehr genau, was ihr gut tut, und sagt es mir. Alex hatte Recht, wie immer. Viele Wehen vergehen, das Zusammenspiel wird besser. Es tut gut, bei jeder Wehe eine Aufgabe zu haben.

Eine Hebamme ist bei uns. Sie beruhigt uns und erinnert Hanna an die tiefe Atmung. Sie macht es vor und weist Hanna an, es ihr gleichzutun. Ich bin dankbar für die nette Hebamme.

Um elf Uhr hole ich mir am Klinikkiosk zwei belegte Brötchen. Hunger habe ich! Ich beschließe, die Zeit bewusst als kurze Pause zu nutzen und die Brötchen vor dem Kiosk zu essen, um mich zu sammeln und zu entspannen. Das ist mein Mittagessen. Wer weiß, wann es die nächste Gelegenheit gibt!

Als ich zurückkomme, ist Hannas Zimmer leer. Ist etwas passiert? Ist sie etwa schon fertig und ich habe es verpasst?
Ruhe bewahren! Ich suche eine Hebamme. Sie erzählt mir, dass Hanna nur verlegt wurde, vom Wehenzimmer in den Kreißsaal, wo die Entbindung stattfinden wird. Hinten links.
„Saal" habe ich mir immer anders vorgestellt. Es ist ein Zimmer mit einem Bett und einer Badewanne. Hier wird Hanna ihr Kind bekommen. Sie badet gerade. Wenn die Wehen kommen, krallt sie ihre Hände an den Badewannenrand, bis ihre Knöchel ganz weiß werden. Sie windet sich im Wasser. Wenn die Wehen nachlassen, legt sie erschöpft den Kopf an den Rand und schließt die Augen. Ich stehe neben der Wanne. Ab und zu lasse ich heißes Wasser nach. Sonst gibt es nichts zu tun. Im Wasser kann ich ihr nicht helfen. Ich fände es komisch, ihr anzubieten, mit ins Wasser zu steigen. Ich fühle mich nutzlos, hilflos. Einige Wehen vergehen und ich kann nichts tun, um Hanna Erleichterung zu verschaffen.
Nach einer Weile will sie wieder aus der Wanne raus. Sie legt sich aufs Bett. Die Hebamme möchte Hanna untersuchen. Ich verlasse dafür den Raum.
Als ich wieder hereingebeten werde, transportiert die Hebamme eine Kotzschale randvoll mit gelblicher Flüssigkeit ab. Sie hat Hannas Fruchtblase angepikst, um die Geburt zu beschleunigen. Muss man zum Auffangen des Fruchtwassers unbedingt eine Kotzschale nehmen?
Hannas Wehen sind jetzt heftiger. Vorher hat das Fruchtwasser die Wehen gepuffert. Hanna schreit. Ihr Schrei geht mir durch Mark und Bein. Mir schießen die Tränen in die Augen. Ein Moment, in dem mir zum Heulen zu Mute ist wegen ihrer Schmerzen und meiner Hilflosigkeit. Ich habe Angst, es nicht auszuhalten, wenn sie ab jetzt jedes Mal schreit.
Hanna liegt auf dem Rücken und zittert. Ich nehme ihre Hand. Ihre Wehen sind sehr heftig.

„Wenn Sie den Drang verspüren zu pressen, dann atmen sie tief ein, halten die Luft und pressen nach unten!" Die Hebamme gibt klare Anweisung. Hanna nickt. Sie versucht zu pressen. Es fällt ihr schwer. Sie atmet aus, ohne zu pressen. Doch nach erneutem Einatmen presst sie. Ihr Gesicht ist verzerrt vor Anstrengung.

„Der Kopf ist schon spürbar", meint die Hebamme. Sie kann ihn ertasten, aber er ist noch nicht sichtbar.

Ich sitze beim Kopf, bei Hannas Kopf. Guter Platz. Ich lege meinen Arm um ihre Schulter.

Zwei Ärzte und eine weitere Hebamme kommen hereingestürmt. Sie stehen jetzt zu viert um Hanna herum. Alle warten auf die nächste Wehe. Doch nichts passiert. Die Wehen sind weg.

„Entspannen Sie sich, atmen Sie tief ein und aus. Lassen Sie Arme und Beine locker." Die Hebamme leitet Hanna weiter an.

Ich finde es nachvollziehbar, dass die Wehen aussetzen, wenn einem plötzlich vier fremde Menschen auf den völlig entblößten Unterleib starren. Doch nach einer Weile kommen die Wehen wieder. Hanna atmet ein und presst.

„Der Kopf ist jetzt sichtbar", bekundet die Hebamme den Fortschritt.

Wir warten auf die nächste Wehe. Sie kommt. Hanna presst. Der Kopf schaut minimal heraus. Ein paar Haare sind zu sehen, selbst von meinem Platz aus. Unglaublich, wo das Kind gerade steckt und dass es in den Wehenpausen dort bleibt. Ich dachte, man muss nur einmal pressen und dann kommt das Baby. Aber nein, so ist es nicht.

Hanna hat die Beine angewinkelt, ihre Hände krallen sich in die Beine, schieben, pressen mit. Das Kind kommt. Der Kopf zuerst. Gott, ist der groß! Wie hat der da nur durchgepasst?

„Preeesseeen!!", schreit die Hebamme. Das Kind schreit ebenfalls, obwohl gerade einmal der Kopf draußen ist. Wie laut!

Dann flutscht der Körper raus.

Ich staune.

Das Baby ist da. Es ist ein Mädchen. Es ist bläulich, klein, schön. Die Hebamme legt es Mama Hanna auf die Brust. Es schmatzt. Es schreit. Es lebt. Fünf Finger an jeder Hand, fünf Zehen an jedem Fuß. Mama Hanna lacht und strahlt das pure Glück aus. Sie beruhigt die Kleine mit sanfter Stimme. Die Welt ist in Ordnung. Meine Anspannung löst sich. Glücksgefühle durchströmen mich. Ich muss lachen und weinen gleichzeitig. Ich spüre, dass eben etwas ganz Bedeutendes passiert ist: Ein neuer Mensch ist geboren. 12:41 Uhr, 2960 Gramm, 49 Zentimeter – das Glück in Zahlen!
Die Nabelschnur durchtrenne ich. Zweimal muss ich mit der Schere ansetzen. Man muss kräftig schneiden!
Später wird die Plazenta geboren. Wie ein Stück rohe Leber, das man an der Fleischtheke kaufen kann, nur viel größer. Überraschenderweise ist auch das schön. Es ist nichts Ekliges dabei, nur Natürliches. Weder eine Blutlache noch literweise Körperflüssigkeiten, kein Schreien. Einfach nur Glücksgefühle. Wie anders hatte ich es mir vorgestellt! Alles ist schön. Alles ist gut. Das Leben ist perfekt! So muss es sein!
Ab jetzt dreht sich alles um das kleine Mädchen. Zwei Stunden später darf ich es das erste Mal halten. Das ist anders, als es nur zu sehen. Etwas Besonderes. Man liebt es, wenn man es halten darf. Es ist so weich. Nie habe ich etwas Weicheres gespürt als diese Babyhaut. Es ist schön. Alles ist schön.

Nach etlichen Stunden des Staunens bitte ich meinen Schatz, mich abzuholen. Ich bin überglücklich. Ich schreie vor Glück, als ich das Krankenhaus verlasse und ihn sehe. Ich umarme ihn und mit ihm die ganze Welt. Diese Erfahrung hat mir jede Angst vor einer Geburt genommen. Ich weiß nun, wie man sie meistern kann. Es ist machbar!
Felix freut sich mit mir. Er ist erleichtert, dass alles gut lief und ich keine Angst davor entwickelt habe, Kinder zu bekommen. Gleich heute Abend machen wir Babys!

1. Monat

04. Februar 2012

Ich hatte eine Vision. Ausgerechnet ich! Vielleicht war es nur eine Vorstellung, aber für mich fühlte es sich real an. Wir waren gerade voll bei der Sache – der schönsten Sache der Welt. Da spürte ich plötzlich die Seele eines kleinen Jungen über uns schweben. In dem Moment wurde alles andere unwichtig.
Unwichtig, dass wir erst seit kurzem zusammen sind.
Unwichtig, dass wir nicht verheiratet sind.
Unwichtig, dass wir nicht einmal zusammen wohnen.
Ich liebte diese Seele sofort. Ich wusste, sie wartet auf den richtigen Moment. Ich war bereit, sie aufzunehmen und ihr meinen Körper als Ort des Heranwachsens zu schenken.
Doch plötzlich war sie weg. Traurigkeit und Leere blieben in mir zurück.
Was war passiert? Ist die Seele in dem Moment zu mir gekommen? Nein, so fühlte es sich nicht an. Warum ist die Seele nicht zu mir gekommen? Wohin ist sie verschwunden?
Tiefe Traurigkeit erfüllte mich. Ich hoffe, dass die Seele wartet, diese liebe Seele, und zu gegebener Zeit wiederkommt!
Mein Gott, hoffentlich hatten nicht die Nachbarn zur gleichen Zeit Sex und haben die Seele, schwupp, nach nebenan gezogen! Einfach eingesaugt! Das wäre schrecklich! Diese süße Seele, die ich so gern bereit war aufzunehmen ...

Stopp! Weg mit diesen Gedanken! Es reicht! Das kann ich niemandem erzählen, das mit der Vision. Das glaubt mir niemand und ich mir selbst am allerwenigsten! Eigentlich. Wenn es sich nicht so verdammt real angefühlt hätte.
Aber wie sollte ich denn auch schwanger sein? Ich habe zwar im Januar die Pille abgesetzt, weil ich sie nicht vertragen habe, doch seitdem eine durchgehende Blutung, und jeder weiß, dass man nicht schwanger werden kann, während man seine Tage hat! Oder?

Ich hatte einen sehr guten Lehrer im Biologieunterricht, rothaarig, wie auch immer er hieß ... ist schon viele Jahre her. Aber sein Sexualkundeunterricht war klasse. Er erklärte detailliert, worauf man achten muss, um eine Schwangerschaft zu vermeiden. Auf welche Kleinigkeiten! Wenn ich jemands Tipps befolgte, dann seine! Trotzdem ist die Sache mit der andauernden Blutung ohne die Einnahme einer Pille eine Grauzone in meinem Wissen. Aber mit 29 Jahren und einem tollen Freund an der Seite kein Grund zur Beunruhigung. Ich habe ein erfolgreich abgeschlossenes Studium hinter mir und nach einigen Gelegenheitsjobs endlich den Einstieg in eine Arbeit geschafft, von der ich die Miete und das Leben in der Großstadt finanzieren kann. Eine Arbeit, die erstmals einen Beitrag in die Rentenkasse liefert und die mir Spaß macht. Ich bin öfters verreist und habe schon drei Punkte meiner letztjährig erstellten Liste der Dinge abgehakt, die ich in meinem Leben noch machen möchte: einen Theater-Workshop besuchen, Tauchen und Wellenreiten lernen. Ich stehe mitten im Leben und weiß, worauf es im Leben ankommt. Eigentlich fehlt nur noch eins: ein Kind. Oder vielleicht auch zwei. Und die anderen Punkte auf der To-Do-Liste meines Lebens: auf einem Elefanten reiten, mit Delfinen schwimmen, Tandem-Gleitschirmfliegen, Kite-Surfen, eine Woche Kanu-Camping-Tour durch Norwegen und sechs Wochen Neuseeland erleben, was ich eigentlich dieses Jahr für November und Dezember geplant hatte. Aber das ginge auch später mit Kind ... oder wenn es ausgezogen ist.

03. März 2012
Aufgrund der Zwischenblutung weiß ich zwar nicht mehr genau, wann meine Periode exakt wieder einsetzen sollte, aber ich denke, das hätte vor etwa zwei bis drei Tagen der Fall sein sollen. Jedenfalls waren Felix und ich heute zufällig in der Drogerie und standen dort auch zufällig vor dem Regal mit den Schwangerschaftstests. Meine Güte, gibt es da viele verschiedene! Habe noch nie

einen gekauft. War bisher überflüssig, ich hatte es noch nie darauf ankommen lassen. Heute ist es soweit. Wir entscheiden uns für einen einfachen Urinteststreifen, der bei korrekter Anwendung ein oder zwei Striche anzeigt.

An der Kasse komme ich mir kritisch beäugt vor seitens der Kassiererin. Sie mustert mich, sie mustert Felix, dann sagt sie: „Drei Euro 45 macht das bitte." Zum Glück bleibt sie neutral.

Mir gehen einige Gedanken durch den Kopf, Szenen aus dem Fernsehen. Da macht die Frau den Test prinzipiell alleine. Sie sitzt gespannt im Badezimmer auf dem Klodeckel, bis das Ergebnis sichtbar wird. Natürlich ist es positiv. Meistens macht die Frau danach noch einen zweiten oder dritten Test zur Überprüfung. Wenn sie es endlich glauben kann, überlegt sie fieberhaft, wie sie es dem an der Erzeugung ebenfalls beteiligten Part sagen soll. Sie verschweigt es dann erst einmal, weil er sich gerade in diesem Moment negativ über Kinder im Allgemeinen äußert, was zu diversen Komplikationen führt, bis zum Schluss alles herauskommt und beide glücklich sind.

Bei uns ist das anders. Mein Schatz will natürlich beim Test dabei sein. Gerade kann ich Felix noch davon abhalten, mir beim Draufpinkeln zuzusehen. Doch ich muss ihm versichern, dass ich umgehend danach aus dem Bad komme, damit er die Verfärbung mitverfolgen kann. Er will auf jeden Fall, dass wir es gleichzeitig erfahren. Meinetwegen! Wenigstens erspart mir das die Frage, wie ich es ihm sagen soll, falls der Test positiv sein sollte.

Zuerst lesen wir uns die Anleitung durch. Merke: ein Streifen = nicht schwanger; zwei Streifen = schwanger. Ich gehe ins Bad und Felix wartet davor. Sein Trippeln auf dem knarzenden Parkett im Flur macht mich nervös.

Es ist schwierig, diesen dünnen Streifen zu treffen. So ein Zielpinkeln ist etwas für Männer. Ein Urinbecher wäre praktischer gewesen. Da hätte ich den Streifen eintunken können. Vielleicht beim nächsten Mal. Gibt es ein nächstes Mal? Jetzt bringe ich erst einmal diesen Test hinter mich!

Schnell in den Flur, wie verabredet. Der eine Streifen kommt recht schnell, nach zehn Sekunden schon. Wir warten fünf Minuten, nichts Weiteres passiert.

„Wann kommt der zweite Streifen, wenn er denn kommt?", frage ich Felix.

Wir lesen nochmals nach: „Ein positives Ergebnis kann bereits nach einer Minute beobachtet werden." Das Gesicht von Felix wird immer länger. Zehn Minuten vorbei, er starrt auf den Teststreifen, versucht ihn quasi zu hypnotisieren, doch es tut sich nichts. Kein zweiter Streifen, nicht einmal ein heller, bei dem man sich hätte streiten können, ob es nun ein zweiter Streifen ist oder nicht.

Nach 15 Minuten wage ich die Stille zu unterbrechen und anzumerken, dass wir wohl aufhören können zu warten. Felix ist enttäuscht. Er hatte sich schon so gefreut.

Ich bin mir nicht sicher, ob ich traurig oder froh sein soll. Einerseits bin ich traurig, weil es bestätigt, dass die Seele nicht zu mir gekommen ist (jetzt fange ich schon wieder damit an!), andererseits haben wir so noch mehr Zeit als Paar, um uns besser kennenzulernen.

2. Monat

06. März 2012
Heute ist Mädelsabend. Mein Schatz hat Hausverbot. Muss auch einmal sein. Alma ist zu Besuch. Alma, die immer ein bisschen mehr Ahnung vom Leben hat als alle meine anderen Freunde. Ich bezeichne sie als weise, obwohl sie wie ich erst 29 Jahre alt ist.
Alma hat die Angewohnheit, sich gleich nach der Begrüßung die Hände zu waschen, wenn sie eine Wohnung betritt. Dabei hat sie gleich den neuen Schwangerschaftstest entdeckt, den ich heute gekauft und im Bad deponiert habe. Schließlich bin ich mir jetzt sicher, dass meine Tage ungewöhnlich lange überfällig sind, und da wollte ich lieber nochmals auf Nummer sicher gehen. Das übliche „Wie geht es dir?" entfällt daher. Ihre Einstiegsfrage heute lautet: „Bist du schwanger?"
„Das weiß ich nicht", sage ich wahrheitsgemäß. Schließlich habe ich diesen Test noch nicht gemacht.
„Aber du könntest schwanger sein."
Das war mehr Feststellung als Frage. Dennoch fühle ich mich zu einer Erklärung genötigt: Pille nicht vertragen, abgesetzt, Blutung, ein Test schon gemacht: negativ – vermutlich also nicht schwanger.
Alma runzelt die Stirn. „Mensch, da kannst du trotzdem schwanger sein!", klärt sie mich auf. Sie hat wohl keine Grauzone in diesem Wissensbereich. „Sobald du die Pille absetzt und nach sieben Tagen nicht erneut mit der Einnahme beginnst, ist der Schutz weg, Blutung hin oder her."
Ich stutze. Sie meint es ernst. Ich habe das schon vermutet. „Aber der Test vor drei Tagen war negativ!", protestiere ich.
„Das kann vorkommen. Dann hast du ihn möglicherweise zu früh gemacht. Diese Tests zeigen erst dann etwas an, wenn deine Periode wieder einsetzen sollte", erklärt sie.
Ich starre sie an. „Also bin ich möglicherweise doch schwanger?"
Alma grinst: „Das ist ja spannend! Wann willst du den zweiten Test machen?"

„Erst wenn Felix wieder da ist. Sonst ist er sauer, wenn der Test positiv ist und er nicht dabei war."
„Na gut." Alma versteht es, einen zu nichts zu drängen. Sie weiß, dass das Drängen nur Widerstand bringt. Sie weiß, dass die Zeit kommen wird, zu der sie das Ergebnis erfährt.

Die Zeit ist jetzt. Ich muss das jetzt wissen! Wenn ich wirklich schwanger sein könnte, muss ich den Test jetzt machen! Alma wartet geduldig im Wohnzimmer. Wie war das mit den Streifen? Schon wieder dieses Zielen auf den schmalen Streifen! Schon wieder habe ich den Urinbecher vergessen.
Es erscheinen zwei Striche! Zwei! Ich poltere aus dem Bad ins Wohnzimmer. „Ichbintatsächlichschwanger!"
Ich halte Alma den Teststreifen hin: Zwei Linien, immer noch.
„Sie können davon ausgehen, schwanger zu sein." So steht es in der Beschreibung. „Schwanger" ist dabei fett und in Anführungsstrichen geschrieben. Jetzt bin ich also fett-„schwanger"!
Alma blickt auf den Teststreifen. Tränen in ihren Augen, Tränen in meinen Augen. Lächeln auf unseren Lippen. Wir umarmen uns. Wir weinen. Wir lachen. Sie freut sich. Ich bin bewegt.
Für mich ist es surreal. Ich kann es nicht fassen. Der Moment dauert ewig. Wir schweigen uns an. Für heute gibt es nicht mehr viel zu erzählen.
Nach und nach schwirren einzelne Gedanken durch meinen Kopf. Meine Eltern kennen Felix noch nicht einmal. Was sie wohl dazu sagen? Zu Almas Hochzeit dieses Jahr im Juli werde ich nicht mehr in mein Kleid passen. Wir dachten immer, Alma wäre die erste von uns, die schwanger wird. Schließlich ist sie schon viele Jahre mit ihrem Herzallerliebsten zusammen. Was ist mit meinen Impfungen? Die letzte Auffrischungsimpfung habe ich letztes Jahr machen lassen. Dieses Jahr stehen keine Impfungen an, soweit ich das im Kopf habe. Ich will es Hanna sagen. Oh weh, ich muss es Felix sagen! Wie sag ich es ihm bloß? Wie wird

er reagieren, wenn er erfährt, dass ich den Test ohne ihn gemacht habe? Ich muss ihn gleich anrufen. Hausverbot ist gestrichen, Felix muss sofort kommen! Wir müssen dann zusammenziehen! Mir schwirrt der Kopf.

Kaum eine Stunde später ist Alma weg und Felix da. Sie geben sich die Klinke in die Hand. Alma grinst ihn breit an, überlässt aber mir den Rest.

Tja, jetzt stehe ich vor demselben Problem wie all die Frauen in den Fernsehfilmen. Doch dank ihnen kenne ich die Konsequenzen, wenn ich es verschweige. Also sage ich ihm gleich, direkt und schlicht „Ich bin schwanger!" und zeige ihm dazu den Teststreifen mit den zwei Strichen. Es braucht einen kurzen Moment, bis meine Worte den Weg in sein Hirnzentrum gefunden haben, dort verarbeitet und richtig eingeordnet werden, die Entscheidung für eine Reaktion gefallen ist und ein breites Lächeln seine Augen erhellt. Puh, zum Glück! Er freut sich überschwänglich, nimmt mich in den Arm und küsst mich. Anschließend rügt er mich liebevoll, weil ich den Test ohne ihn gemacht habe, und fragt mich dann noch einmal unsicher, ob ich den zweiten Streifen nicht dazu gemalt habe. Er zieht seine Augenbrauen ungläubig nach oben.

„Nein, hab ich natürlich nicht!", versichere ich ihm. „Wirklich nicht! Indianerehrenwort!"

Wir strahlen. Wir werden Papa! Nein, diesmal werde ich Mama!

16. März 2012

Wir haben unseren ersten Frauenarzttermin. Ich habe ihn auf acht Uhr morgens gelegt, vor der Arbeit. Felix möchte natürlich dabei sein, er will nichts verpassen. Es ist neu für mich, zu zweit zum Frauenarzt zu gehen, zu zweit im Wartezimmer zu sitzen, zu zweit ins Behandlungszimmer zu gehen und auf die Frage, warum wir hier seien, nicht selber zu antworten.

„Wir sind schwanger!", platzt es aus Felix heraus.

„Wir" empfinde ich zunächst als eine ungewöhnliche Wortwahl im Zusammenhang mit „Schwangerschaft", doch bei näherer Betrachtung hat er damit vielleicht sogar recht. Anstatt der erwarteten höflichen Freude und Gratulation fragt die Ärztin, woher wir das wüssten. Ich bin kurz geneigt, ihr zu antworten, dass wir uns gestern das erste Mal geküsst haben und da müsse es passiert sein. Aber das traue ich mich dann doch nicht.
„Wir haben einen Test gemacht, der positiv ausgefallen ist", erkläre ich.
Mit der Antwort scheint sie zufrieden. „Dann bräuchte ich bitte das Anfangsdatum der letzten Periode, um den voraussichtlichen Geburtstermin zu bestimmen."
„Keine Ahnung. Habe ich vergessen." Ich überlege kurz, ob ich ihr das vermutete Zeugungsdatum anbieten soll. Doch die Geschichte mit der Vision ist zu abgefahren, um sie zu erzählen.
„Ich brauche das Datum der letzten Periode, sonst kann ich den Termin nicht berechnen", betont sie.
Was hat sie an meiner Aussage zuvor nicht verstanden? „Irgendwann im Januar. Mitte Januar vielleicht?", sage ich unsicher.
Mit einem geratenen Termin gibt sie sich nicht zufrieden. „Na gut. Ich werde das später im Ultraschall überprüfen."
Na also! Geht doch.
Vorab kramt sie noch einen umfassenden Fragebogen hervor. Mittels diesem checkt sie meinen früheren und derzeitigen, physischen und psychischen Gesundheitszustand inklusive der bekannten Erkrankungen meiner Familie. Auf Herz und Nieren geprüft in 28 Fragen. Der Fragebogen ist Bestandteil des Mutterpasses, den ich dann ausgestellt bekomme. Ein Mutterpass – ich bin jetzt offiziell Mutteranwärterin!
Auf die Frage von Felix, ob denn seine Vorerkrankungen oder die seiner Familie auch eine Rolle spielten, meinte die Ärztin schlicht: „Nein. Der Vater spielt nur für die Erzeugung eine Rolle, nicht für den Zustand und Verlauf der Schwangerschaft."

Abgehakt! Felix' Schrei „Hier! Aufmerksamkeit! Werdender Papa! Ich!" wurde im Keim erstickt. Hier zählt nur die werdende Mama. Ich spüre seinen Missmut und kann ihn verstehen. Eine Schwangerschaft betrifft schließlich beide Elternteile. Beide haben Fragen und Sorgen und sollten bei einer guten Beratung sachlich und einfühlsam mit einbezogen werden. Aber diese Sicht teilt die Ärztin anscheinend nicht. Die Rolle des werdenden Vaters scheint für sie mit der Zeugung abgeschlossen zu sein. Sie konzentriert sich nur auf mich.

Sie berieselt mich mit medizinischem Fachwissen darüber, was man in der Schwangerschaft darf und was nicht. Der fließende Monolog der Ärztin erstreckt sich über die Themen Alkohol (nein), Rauchen (nein), Drogen (nein), Medikamente (besser nein), Ernährung (nicht für zwei, aber ausgewogen), Sport (generell ja, aber Risikosport nein), Reisen (ja, aber gegen Ende der Schwangerschaft nein), Beruf (nur nicht-stressige Berufe in nicht-klinischem und nicht-erzieherischem Bereich), Geburtsvorbereitungskurs (gibt es) und Zahngesundheit (professionelle Zahnreinigung empfohlen). Zudem erklärt sie mir noch die Untersuchungen, die von den Krankenkassen gezahlt werden, sowie darüber hinaus optionale, aber dringend notwendige Tests. Zu den Themen Ernährung (was darf ich und was darf ich nicht essen) und Laboruntersuchungen (welche gibt es und soll man machen) bekomme ich noch eine eigene Dokumentenmappe zum Nachlesen für daheim. Das ist meine Hausaufgabe. Beim nächsten Besuch fragt sie ab, welche Untersuchungen ich machen lassen will.

Jetzt geht es aber erst einmal zur kassenärztlichen Untersuchung. Die Ärztin schlägt vor, mich zuerst zu untersuchen, während Felix draußen wartet, und ihn dann hereinzuholen, wenn es um den Ultraschall geht.

Oh, danke! Ich bin erleichtert! Gute Ärztin diesbezüglich! Ich hatte Felix vorab schon darauf vorbereitet, während der Untersuchung draußen warten zu müssen.

„Wieso denn?", fragte er mich.
Da habe ich ihm erklärt, wie dieser erbarmungslose, alle Scham offenlegende Stuhl mit den zwei weit auseinanderliegenden Fußablagestützen aussieht und wie die Untersuchung mit der aufschraubbaren Zange (oder wie das Ding auch immer heißt) abläuft. Da hat er nun wirklich nichts zu suchen – bitte!
Daraufhin hatte er ein Einsehen – danke! Zum Glück hat er eine gute Vorstellungskraft – oder ich ein schillerndes Erzählvermögen.
Leider war der Ultraschall, zu dem Felix wieder herein durfte, nicht so romantisch, wie ich ihn mir vorgestellt hatte. Nicht so, wie man es im Fernsehen sieht – auf dem Bauch!
„In den ersten drei Monaten gibt es einen vaginalen Ultraschall", klärt die Ärztin mich auf, als ich gerade in die Umkleidekabine huschen will, um mich wieder anzuziehen. Ich muss also zurück auf den erbarmungslosen Stuhl, während sie Felix hereinholt.
Ich versinke quasi vor Scham im Boden, als die Ärztin einen langen, dünnen Stab mit einem Knubbel vorne dran hervorholt, der unweigerlich Ähnlichkeit mit einem Dildo hat. Sie versieht ihn mit einem Kondom, das schlaff herunterhängt, und schmiert eine walnussgroße Portion Gleitgel darauf. Felix bekommt große Augen. Er schweigt und hat (danke, danke, danke!) genug Anstand, um auf den Monitor zu sehen, während die Ärztin den Dildo an die Stelle bringt, die zu erreichen notwendig ist, damit auf dem Monitor ein Bild erscheint.
Und doch: Alles, was danach kommt, entschädigt für jede Blöße! Es ist ein kleiner weißer Kreis zu sehen, in dem sich wiederum ein noch kleinerer weißer Kreis befindet: „Die Gebärmutter und der Dottersack", klärt die Ärztin uns auf.
Am Rande des Dottersacks ist ein heller, pulsierender Strich. Zwei Millimeter lang ist der Strich und in der Mitte davon ist ein heller Kreis, der größer wird, kleiner, größer, kleiner, ... ganz schnell. Das Herz schlägt schon! Wie winzig dieses Herz ist.

Egal ist auf einmal, wie es dazu kommt, dass dieses Bild erscheint. Da ist unser Böhnchen! Ein kleines Würmchen! Wir schmelzen dahin. Es lebt! Es ist so schön!
Anhand der Größe berechnet die Ärztin das voraussichtliche Geburtsdatum. Am 12.11.2012 werden wir Eltern mit einer Ungenauigkeit von zwei Wochen plus/minus. Na bitte! Das entspricht dem Datum meiner Vision plus 40 Wochen. Scheint doch etwas Wahres dran zu sein.

19. März 2012
Jetzt wird es Zeit, dass Felix meine Eltern kennenlernt. Wir machen gemeinsam einen Ausflug in die Berge. Eine zweistündige Wanderung hinauf zu grandioser Aussicht bei fantastischem frühlingshaftem Wetter. Felix und meine Eltern verstehen sich prächtig. Alle drei schreiten frohen Mutes und schnellen Schrittes den Berg hinauf. Ich hechle kurzatmig, hungrig und unterzuckert hinterher und rufe alle paar Meter wie ein kleines Kind: „Wartet doch auf mich!"
Daraufhin darf ich mir von allen Seiten anhören, dass ich wieder mehr Sport machen sollte. Bin ich über den Winter so träge geworden? Wenn wir nur etwas zu Essen mitgenommen hätten! Aber wir wollten nur die kurze Wanderung machen und oben auf der Hütte etwas essen. Leider hatte ich schon unten nach der langen Autofahrt einen Bärenhunger.
Felix und ich hatten beschlossen, meinen Eltern oben auf dem Berg, dem Gipfel des Glücks sozusagen, die frohe Kunde zu überbringen. Nach gefühlter tagelanger Wanderung oben bei der Hütte angekommen, denke ich nur noch an etwas Essbares und bestelle einen großen Kaiserschmarren.
Nach der halben Portion gebe ich auf. Felix muss die Reste essen, zusätzlich zu seinem eigenen Gericht. Ich witzle, dass jetzt nicht mehr mein Vater der Resteesser der Familie sei, sondern Felix. Wir beide lächeln uns verschwörerisch an.

Leider ist so ein eisiger Wind auf der Terrasse der Hütte, dass es ungemütlich ist und wir lieber schnell wieder herunter wollen, als frohe Nachrichten zu überbringen.

Unten angekommen fragen mich meine Eltern nach meinen Neuseeland-Plänen für Ende dieses Jahres. Das ist die Gelegenheit! „Ich fliege doch nicht nach Neuseeland", erkläre ich meinen Eltern und blicke in erstaunte Gesichter. Sie warten sichtlich auf eine Erklärung. „Stattdessen werdet ihr im November Großeltern."

Jetzt ist es raus. Ich bin gespannt, wie sie reagieren. Ich fürchte einen Moment, dass sie es ein wenig zu früh finden.

„Heeey", sagt mein Vater, „Ooooh" meine Mutter. Beide haben ein breites Grinsen auf dem Gesicht. Sie finden es also nicht zu früh. Ein Enkelkind kommt immer gelegen, da gibt es gar keine Frage. Sie freuen sich überschwänglich, gratulieren und umarmen uns. Tolle Eltern habe ich!

Gleich nach dem herzlichen Gratulieren schaut mein Vater meine Mutter ungläubig an und fragt vorwurfsvoll: „Hast du das gewusst?"

Sie lacht laut auf und beteuert „Nein, nein, wirklich nicht."

„Wieso?", frage ich. „Woher hätte sie das denn wissen sollen?"

Meine Eltern klären uns auf: Gestern hatten meine Mutter und ich das heutige Treffen am Telefon verabredet. Als wir aufgelegt hatten, fragte mein Vater sie: „Und? Was gibt es Neues?", woraufhin meine Mutter spontan witzelte: „Unsere Tochter ist schwanger!" Für sie war es ein Scherz, aber ich glaube zunehmend an die mütterliche Eingebung.

23. März 2012

Arztbesuch Nummer zwei. Die Ärztin sucht die Ergebnisse der letzten Untersuchungen heraus, die standardmäßig die Krankenkasse bezahlt. Es gibt eine Auffälligkeit. Ich habe Chlamydien. Was auch immer das ist. „Nachweis von Chlamydia trachomatis:

Positiv." kommt in den Mutterpass. Die Ärztin überreicht mir ein Schreiben, in dem das Testergebnis aufgezeigt ist. Dieses bescheinigt dringenden Behandlungsbedarf. Sonst drohe Gefahr fürs Baby. Welche auch immer. Die Ärztin verschreibt mir ein Medikament: dreimal täglich ein Pulver zum Auflösen in Wasser. Eine Tablette zum Schlucken wäre mir lieber, denn bei dem Zeug zum Auflösen wird mir immer übel. Aber das muss wohl sein. Auch Felix bekommt ein Medikament, falls ich ihn angesteckt haben sollte – damit er mich nicht wieder ansteckt.

Die Ärztin fragt nach, welche zusätzlichen Vorsorgeuntersuchungen wir machen lassen wollen. Leider sind wir nicht vorbereitet. Wir haben unsere Hausaufgaben nicht gemacht. Das müssen wir uns noch einmal überlegen. Sie zählt uns einige dringend notwendige Untersuchungen auf, die sie anbietet und empfiehlt, um dieses oder jenes Grauenvolle feststellen zu können. Dann verweist sie noch einmal auf die umfassende Dokumentenmappe, die sie uns beim letzten Mal mitgegeben hat. Wir versprechen: Wir lesen es daheim nach.

25. März 2012

Wir haben uns die Dokumentenmappe mit den möglichen beziehungsweise empfohlenen Untersuchungen durchgelesen, die uns die Ärztin mitgegeben hat. Da gibt es pränataldiagnostische Untersuchungen, unter anderem Ultraschall- und Blutuntersuchungen, außerdem vaginale Abstriche und Frühgeburtsvorbeugung sowie alternative Medizin.
Im Einzelnen sind dies:
– „Chorionzottenbiopsie: 8.-12. SSW"
   Was ist SSW? Damit ist wohl die Woche gemeint. Warum schreiben die nicht einfach „Woche"?
   Als Kurzerklärung steht da: „Gewebeentnahme zum Ausschluss von Chromosomenstörungen und -anomalien wie z.B. Trisomie 21".

Dazu der Kommentar: „Fehlgeburtsrate < 1 %".
Wie viel kleiner die Rate wohl sein mag? 0,99 oder 0,001 Prozent? Das ist ein großer Unterschied! Aber wenn sie bei etwa 0,001 Prozent läge, hätten sie das sicher geschrieben. Also ist anzunehmen, dass die Fehlgeburtsrate knapp unter dem angegebenen einen Prozent liegt. Das heißt, etwa eins von hundert Kindern stirbt an der Untersuchung. Ich finde das viel.

– „Ersttrimester-Risikoabschätzung: 11.-14. SSW.
Nackentransparenz und Hormone (PAPP-A, freies ß-hCG)."
Häh? Alles klar, oder? Die Kosten betragen 200 Euro. Ziemlich viel Geld dafür, dass ich nicht verstehe, was da gemacht wird. Ob das die Nackenfaltenmessung via Ultraschall ist, von der die Ärztin gesprochen hat? Wenn man da einen auffälligen Wert hat, also die Nackentransparenz (was immer das ist) „anders" ist als „normal", dann empfiehlt die Ärztin weitere invasive Tests (mit Reinstechen in den Bauch und Entnahme von Fruchtwasser oder Gewebe oder Blut aus der Nabelschnur – mit zu erwartender hoher Fehlgeburtsrate).
Als Ergebnis erhalte ich nach diesem Ersttrimester-Test eine statistische Wahrscheinlichkeitsaussage darüber, ob mein Kind behindert ist – was aber nichts darüber aussagt, ob das Kind tatsächlich behindert sein wird. Oder so ähnlich. Genau habe ich das nicht verstanden, aber ich habe genug verstanden, um zu wissen, dass ich das lieber nicht wissen will. Denn was fängt man mit einer Wahrscheinlichkeitsaussage, mit einer Prozentzahl an? Was heißt 1:800? Dass eins von 800 Kindern mit identischen Werten statistisch gesehen behindert ist. 799 Kinder hingegen sind gesund. Welche Wahrscheinlichkeit ist denn angemessen, um das eigene Kind bei weiteren Tests zu gefährden? 1:100 oder 1:30 oder 1:2? Ab 1:98 ist die Fehlgeburtsrate bei weiteren Tests höher als die Wahrscheinlichkeit für ein behindertes Kind.

- „Amniozentese: 16.-20. SSW.
  Untersuchung von Fruchtwasser zum Ausschluss von Chromosomenstörungen und -anomalien wie z.B. Trisomie 21. Fehlgeburtsrate < 1 %."
  Wieder ein Prozent!

Ich überfliege die restlichen Tests:
- Fehlbildungsultraschall in der 20.-22. SSW für 200 €,
- weitere Ultraschalluntersuchungen für 55 €,
- Doppler-Ultraschalluntersuchung für 128 €,
- 3D/4D-Ultraschall für 200 €

(Wo ist genau der Unterschied zwischen all den Ultraschalluntersuchungen?)
- Toxoplasmose-Test für 50 € mit zwei Kontrolluntersuchungen zu je 25 €,
- Listeriose-Test für 20 €,
- Zytomegalie-Test für 35 € mit zwei Kontrolluntersuchungen zu je 15 €,
- Varizellen-Test 42 €,
- Parvovirus B19-Test (Ringelröteln) für 40 € plus je 20 € für zwei weitere Kontrolluntersuchungen (Röteln können geringelt sein?),
- Oraler Blutzuckerbelastungstest für 50 €,
- β-Streptokokken Typ B für 17 €,
- Actim PROM-Test für 31 €,
- VpH-Testhandschuhe für 23,20 € pro 20 Stück
- und zu guter Letzt gibt's noch Akupunktur zu einem Preis von 27 € für 20 Minuten.

Macht dann insgesamt schlappe 1000 Euro.
Wofür genau? Risikoeinschätzung, Chromosomenstörung, Fehlbildungen, Anomalien, Auffälligkeiten, Schädigung, Frühgeburt, Erbkrankheiten, Stoffwechselkrankheiten sind die Schlagworte,

die ein halbwegs gebildeter Nicht-Mediziner versteht und die jeweils inmitten der Erklärungen stehen, die für Absolventen des Medizinstudiums geschrieben wurden.
Wenn man die Informationsbroschüre durchgelesen hat, ist man nicht informiert, sondern verängstigt und fast schon sicher, dass das eigene Kind behindert wird! Die Dokumentenmappe des Grauens! Für 1000 Euro erhalten wir nicht einmal Bestätigung, sondern oft nur Wahrscheinlichkeitsaussagen! Und dafür würden wir eine Fehlgeburt riskieren. Was für eine Geldmacherei mit den Ängsten der werdenden Eltern!
Felix und ich sind entsetzt. Wir beschließen, keinerlei zusätzliche Tests zu machen, sondern nur die Untersuchungen, die die Krankenkasse übernimmt.

Ich muss Alma anrufen und Dampf ablassen über meine Ärztin und ihre Dokumentenmappe: „Die denkt nur ans Geld! Diese Untersuchungen sind völlig übertrieben!", schimpfe ich. „In der Steinzeit gab es diese Tests auch nicht und die Kinder wurden trotzdem geboren. Ich bin einer dieser gesunden Nachfahren, also der beste Beweis, dass es auch ohne Tests geht."
„Ihr müsst ja auch keinen Test machen lassen", beschwichtigt Alma. „Aber es gibt sicher Eltern, die sich solche Untersuchungen wünschen, weil sie wirklich Angst haben, ein behindertes Kind zu bekommen. Nicht jeder denkt so positiv wie ihr."
„Ja gut, wenn man eine Erbkrankheit hat, dann kann ich die Sorge verstehen. Aber mir werden diese Untersuchungen auch angeboten, und in meiner Familie gibt es keine Erbkrankheiten oder Behinderungen!"
„Die Ärzte sind darauf geschult, potenzielle Krankheiten zu entdecken. Das haben sie im Studium gelernt", erklärt Alma. „Sie sehen keine Schwangere in dir, mit der alles in Ordnung ist, sondern denken an mögliche Krankheiten bei dir oder beim Kind und versuchen, sie zu finden. Das muss nicht unbedingt etwas mit

Geldgier zu tun haben." Almas Stimme ist sanft. Sie wirkt beruhigend auf mich.

Demnach glaubt die Ärztin möglicherweise tatsächlich an die Sinnhaftigkeit all dieser Untersuchungen? Auf diese Idee war ich gar nicht gekommen. Aber es klingt logisch. Wieder einer dieser Lichtblicke, die Alma mir verschafft.

Dennoch teile ich die ärztliche Sicht nicht. Ich bin nicht krank – ich bin schwanger! Und ich sehe keinen Grund, weshalb unser Kind behindert werden könnte.

Hoffentlich behalte ich recht.

27. März 2012

Wir haben unseren ersten Termin bei der Hebamme in unserer Frauenarztpraxis. Felix ist natürlich wieder dabei.

Eine Hebamme habe ich mir immer sehr mütterlich vorgestellt, vielleicht etwas älter, mit vielen weiblichen Rundungen, die mit einer sanften Stimme warmherzige Tipps gibt.

Die Hebamme, die uns in der Praxis erwartet, hat vermutlich keine eigenen Kinder. Sie ist mager, aufgestylt und wirkt vom Typ her wie eine knallharte Karrierefrau. Ihre Aussagen sind kurz und direkt. Sie wirken wie Ansagen, quasi Befehle statt herzliche Empfehlungen und wohlmeinende Ratschläge.

Die Hebamme klärt uns zunächst über Drogen jeglicher Art auf. „Sie dürfen in der Schwangerschaft keinen Alkohol trinken, nicht rauchen und keine Drogen zu sich nehmen."

Kennen wir irgendwoher.

„Das mach ich eh nicht, ist keine Umstellung für mich", winke ich ab.

Sie glaubt mir nicht. Ihre hochgezogenen Augenbrauen verraten es. „Auch keinen Alkohol!", betont sie scharf.

„Ich trinke niemals Alkohol", versichere ich und blicke ihr direkt in die Augen.

Ihr Blick bleibt skeptisch.

Die Hebamme fährt fort: „Bei der Ernährung ist darauf zu achten, kein rohes Fleisch, keinen rohen Fisch und keine rohen Eier zu essen."

Ich muss grinsen. „Rohe Eier! Wer isst denn sowas?", platzt es aus mir heraus.

Als ihr Mund sich zuspitzt, bekommt ihr Blick etwas Strenges und zugleich Strafendes. Für einen Moment frage ich mich, ob sie vielleicht gelegentlich ein rohes Ei isst.

„Rohe Eier sind zum Beispiel in Tiramisu und Mousse au Chocolat enthalten", klärt sie mich auf.

Ich fühle mich wegen meiner nicht vorhandenen Kochkünste bloßgestellt.

„Kein roher Fisch, das heißt dann also ab jetzt kein Sushi mehr", bemerkt Felix vorwurfsvoll und blickt dabei in meine Richtung. Oh weh, ich war vor ein paar Tagen erst Sushi essen. Was habe ich unserem Kind angetan? Da kriege ich gleich ein schlechtes Gewissen.

Die Hebamme ergänzt: „Rohe Fischerzeugnisse beinhalten ebenso Austern, Kaviar und Räucherfisch."

„Was, ich muss auf meinen Räucherlachs verzichten?"

„Ja", bekräftigt sie.

Felix erklärt dazu: „Der Lachs ist kaltgeräuchert. Heißgeräucherten dürftest du essen."

„Aha." Ich dachte Räuchern ist immer heiß. Hmpf.

„Aber rohes Fleisch? Das esse ich nun wirklich nicht", lache ich, „wir sind ja nicht mehr in der Steinzeit, wir habeln einen Herd!"

Als die Lippen der Hebamme sich verschmälern, weiß ich mit großer Sicherheit, dass ihr das Gespräch mit uns keine Freude bereitet.

„Rohes Fleisch ist beispielsweise Carpaccio, roher Schinken und Schinkenspeck, aber auch in Teewurst, eigentlich in Aufschnittware aller Art enthalten. Jede Wurst zählt dazu, die nicht gekocht ist", erklärt sie genervt.

„Ehrlich?" Ich staune darüber, was ich plötzlich alles nicht mehr essen darf, wie wenig ich mir bisher über die Herstellung und Zusammensetzung von Lebensmitteln Gedanken gemacht habe und frage mich, was ich denn überhaupt noch essen darf – und warum diese Frau sich solche Erstgespräche mit völlig unbedarften werdenden Eltern überhaupt antut. Wird man nicht Hebamme, um beim Wunder der Geburt Tag für Tag aufs Neue dabei zu sein? Als sie damals ihre Ausbildung begonnen hat, war es sicher nicht das Ziel ihrer Wünsche, dass sie tagein tagaus vor ihrem Bildschirm sitzt in einem kleinen Zimmer einer Arztpraxis, immer wieder den gleichen Monolog herunterrasselt und sich naive Fragen anhören muss. Ich überlege einen Moment, ob ich sie fragen soll, warum sie Hebamme geworden ist, lasse es dann aber bleiben und frage stattdessen: „Was darf ich denn überhaupt noch essen? Alles Gekochte geht demnach, dann noch Obst und Gemüse, oder?"

„Grundsätzlich ja, allerdings unter Beachtung bestimmter Reinlichkeitsvorschriften. Obst muss immer gut gewaschen sein. Auch bei frisch gepressten Säften müssen Sie darauf achten, dass das Obst vorher gewaschen wurde. Salat müssen Sie sogar mehrmals waschen wegen der Toxoplasmose-Gefahr."

„Mehrmals? So zwei- bis dreimal?", frage ich.

„Ich empfehle fünfmaliges gründliches Waschen."

Fünfmal? Sie übertreibt, oder?

Sie fährt fort: „Sie sollten Restaurants meiden, bei denen Sie nicht sicher sein können, dass der Salat mit der nötigen Sorgfalt gewaschen wird. Das betrifft auch Salat in der Kantine."

Sie meint das ernst.

Wie, ich darf keinen Salat mehr in der Kantine essen? Vielleicht sollte ich einmal nachfragen, wie oft sie den Salat dort waschen. Ich bin damit bisher sehr nachlässig umgegangen, merke ich.

„Keinen Rohmilchkäse", zählt die Hebamme weiter auf, „wobei das nur die Weichkäsesorten betrifft."

„Was ist denn Rohmilchkäse überhaupt?", wage ich zu fragen.
Die Hebamme beginnt, eine Reihe Käsesorten aufzuzählen, die ich meinen Lebtag noch nicht gehört habe. Das ist gut, denn das heißt, dass ich sie sowieso nicht esse. Nur Brie und Camembert sagen mir etwas. Aber die stehen sowieso äußerst selten auf meinem Speiseplan.
„Rohmilch-Hartkäse hingegen dürfen Sie essen." Wieder folgt eine Aufzählung von Käsebeispielen, von denen ich mir nur den Parmesan merken kann.
Sauermilchkäse nein, Schnitt- und Weichkäse aus pasteurisierter Milch ja, Weichkäse mit Rotschmiere nein – am Ende der Aufzählungen weiß ich nicht mehr, welchen Käse ich noch essen darf und welchen nicht. Ich finde das alles verwirrend. Also keinen Käse mehr!
Nein, das kann es auch nicht sein! „Mozzarella? Feta?", frage ich. Das sind die Käsesorten, die ich oft esse.
„Nur wenn sie nicht eingelegt im Glas, sondern verpackt sind."
„Aha." Ich verkneife mir die Nachfrage, warum. Kann ich mir sicher sowieso nicht merken.
„Haben Sie denn die Lebensmitteltabelle für Schwangere schon bekommen?", fragt die Hebamme und wendet sich an Felix.
„Ja, haben wir", antwortet er.
Sie erläutert sie für uns. „Diese ist unterteilt in Lebensmittel, die keine oder sehr selten Lebensmittelinfektionen verursachen, grün hinterlegt, und in Lebensmittel, die Schwangere aus Vorsorgegründen meiden sollten, rot hinterlegt. Hier müssten Sie noch etwas ausbessern", weist uns die Hebamme an. In der grünen Spalte der Lebensmittel, die keine oder sehr selten Lebensmittelinfektionen verursachen, sollen wir schnittfeste Rohwurst ausstreichen. Als Beispiele sind dort aufgeführt: Salami, Mini-Salami, Cervelatwurst, Katenwurst, Plockwurst, Landjäger, Cabanossi, Chorizo, Schlackwurst. Bis auf Salami, Mini-Salami und Chorizo kenne ich wieder nichts. Aber die Salami interessiert mich. Salami ist also

kein Lebensmittel, das keine oder sehr selten Lebensmittelinfektionen verursacht. Jetzt bin ich verwirrt.
„Also kann ich Salami essen oder nicht?"
„Nein", ist die Antwort und mein Gesicht wird immer länger. Keine Salami? Schnief. Aber wieso stand die Salami dann erst in der grünen Spalte? Galt sie einmal als erlaubt und jetzt wieder nicht? Mir schwirrt der Kopf.
Die Hebamme redet weiter: „Lesen Sie die Tabelle in Ruhe durch und verinnerlichen Sie sie."
Wieder eine Hausaufgabe. Grüne und rote Vokabeln rund ums Essen auswendig lernen.
Die Hebamme kommt auf wichtige Vorsorgeuntersuchungen zu sprechen. Sie will gerade loslegen, als ich sie unterbreche und ihr vorauseilend sage: „Wir wünschen keinerlei zusätzliche Untersuchungen".
Sie stockt kurz und fragt dann: „Haben Sie denn schon jemals einen Toxoplasmose-Test gemacht?"
„Nein." Habe ich natürlich nicht. Ich habe auch noch nie zuvor von Toxo-Dingsda gehört, also kann es nicht so schlimm sein.
„Die Toxoplasmose ist eine Infektion, die oft unerkannt bleibt", belehrt sie mich. „Sie kann über Katzenkot übertragen werden."
Auf meinen Einwand „Wir haben keine Katze." fügt sie hinzu: „Sie kann auch über ungewaschenes Obst und Gemüse übertragen werden. Wenn man Toxoplasmose einmal gehabt hat, ist man immun und es ist ungefährlich. Wenn man sie aber in der Schwangerschaft das erste Mal bekommt, ist das schädlich für das Kind. Durch den Test kann man eine Infektion aber feststellen und behandeln."
Ich überlege. Natürlich habe ich schon gelegentlich in den letzten 29 Jahren ungewaschenes Obst oder Gemüse gegessen. Ich könnte die Infektion also schon gehabt haben. Zudem habe ich erst letzte Woche Salat in der Kantine gegessen, von dem ich nicht weiß, wie gründlich er gewaschen wurde.

„Was kann denn passieren, wenn ich Toxoplasmose in der Schwangerschaft bekomme und sie unentdeckt bleibt?", will ich wissen.
Die Antwort ist kurz und kühl: „Behinderung."
Das Stichwort schlechthin! Bam! Einfach vor den Kopf geknallt. Und es wirkt. Die Angst kommt: Was wäre, wenn mein Kind behindert wird, nur weil ich diesen Test verweigert habe, die Toxoplasmose nicht erkannt und behandelt wurde? Ich schaue Felix hilflos fragend an. Er bemerkt meinen Blick und gibt der Hebamme zu verstehen, dass wir es uns noch einmal überlegen wollen. Damit ist sie zufrieden und ich auch.
„Die PH-Handschuhe empfehle ich Ihnen noch dringend", betont sie und kramt einen Beispielhandschuh für uns aus einer Schublade hervor. „Das sind dünne Einmalhandschuhe aus Kunststoff mit einem kleinen Testfeld am Zeigefinger, den Sie einmal täglich in die Scheide einführen, um Ihren PH-Wert zu kontrollieren."
Ich nicke ihr freundlich zu. Ich werde diese Dinger garantiert nicht kaufen!

30. März 2012
Mir reicht's! Mir ist so schlecht. Seit einer Woche hänge ich über den ganzen Tag verteilt regelmäßig über der Kloschüssel, um mich zu übergeben. Es nervt! Die morgendliche Übelkeit kannte ich schon, aber jetzt noch mittags und abends, das ist nicht normal! Besonders nervig, wenn ich in einem Projekt beim Kunden vor Ort bin und statt zu arbeiten mich eine halbe Stunde auf der Toilette vergnüge, um gegen die Übelkeit zu kämpfen und dann doch zu verlieren. Komischerweise wird mir immer exakt eine Stunde, nachdem ich das Pulver gegen die Chlamydien runtergewürgt habe schlecht. Wie gut das gegen die Chlamydien hilft, wenn ich es immer wieder erbreche, ist natürlich fraglich. Fest steht: Es wirkt – und zwar löst es Brechreiz aus! Ich vertrage es

nicht. Folglich war ich gestern bei der Frauenärztin, um mir etwas anderes verschreiben zu lassen. Und was hat meine Ärztin gemacht? Sie hat mir dasselbe Medikament als Tablette zum Schlucken verschrieben. „Das ist besser verträglich", meint sie.
Haha! Nachdem ich mir dasselbe Medikament in anderer Darreichungsform besorgt und wieder eine Stunde nach jeder Einnahme erbrochen habe, habe ich heute erneut bei meiner Ärztin vorgesprochen. Jetzt glaubt sie mir, dass ich den Wirkstoff nicht vertrage, und hat mir etwas anderes verschrieben. Bin ich denn hier Versuchskaninchen?

3. Monat

05. April 2012
Wir haben wieder einen Arzttermin um acht Uhr morgens, wieder gemeinsam, wieder mit vaginalem Ultraschall. Aber beim zweiten Mal ist alles halb so wild. Wir kennen das schon.
Was wir sehen erstaunt und rührt uns gleichermaßen. Einen kleinen Schneemann aus zwei Kugeln: Kopf und Rumpf sind eindeutig erkennbar, Arme und Beine sind auch schon da. Das Herz schlägt wie verrückt. Wir sind hin und weg und lassen uns das Bild gleich ausdrucken. Das ist etwas zum Herzeigen für die Familie! Wie goldig!
Die Ärztin macht zudem einen Kontrolltest wegen der Chlamydien. Das zuletzt verschriebene Medikament habe ich zum Glück vertragen. Außerdem spricht sie uns auf zusätzliche Vorsorgeuntersuchungen an. Wir lassen Toxoplasmose testen. Sicher ist sicher! Schließlich habe ich mich darauf noch nie testen lassen, und wenn ich gerade jetzt Toxoplasmose habe wegen des Salats in der Kantine – das könnte ich mir nie verzeihen! 50 Euro ist uns die Sicherheit allemal wert. Das soll aber auch der einzige Test sein, den wir selbst bezahlen müssen.

07. April 2012
Wir besuchen die Familie von Felix übers Osterwochenende. Hoffentlich mögen sie mich. Meine Eltern sind unkompliziert und nehmen die Leute an, wie sie sind. Hoffentlich sind seine auch so!

Das sind nicht die ersten Eltern, die ich kennenlerne. Da waren als erstes die Eltern, die um die Ecke gewohnt haben und am Wochenende zur Mittagszeit spontan durch die offene Terrassentür hereinkamen, als ich noch im Schlafanzug mit strubbeligen Haaren gemütlich auf der Couch saß und meinen Guten-Morgen-Tee schlürfte. Klingeln, damit man wenigstens noch ein paar Sekunden Zeit hatte, um sich etwas Vorzeigbares anzuziehen und die

Haare rasch zusammenzubinden, war nicht so ihrs. Doch sie waren sonst sehr umgänglich.

Dann gab es die nächsten Eltern, die als Paar außer ihrem Haus nichts gemeinsam hatten. Der Vater hat viel gearbeitet und damit die Familie ernährt. Privat standen für ihn das Motorrad und seine Werkstatt an erster Stelle. Ein Biker-Urlaub mit den Kumpels um den Geburtstag seiner Frau herum war selbstverständlich. Die Mutter hat ihre Zeit engagiert mit diversen ehrenamtlichen Tätigkeiten ausgefüllt, weil sonst niemand Zeit für sie hatte. Beide waren sehr nett. Doch mit dem Sohn, der auch ein Motorrad besaß und viel zum Thema Priorisierung von seinen Eltern gelernt hatte, ging es nur kurz gut. Hier habe ich zum ersten Mal den indirekten Einfluss der Eltern auf eine Partnerschaft gespürt.

Der Einfluss kann aber auch direkt sein, wie die darauffolgenden Eltern bewiesen. Sie werteten sich als Familie auf, indem sie andere abwerteten. Sie hatten ein paar Punkte definiert, die eine zukünftige Schwiegertochter mitzubringen hatte, um zu ihrem Sohn und in die Familie zu passen, und suchten in meinem Verhalten und Charakter gegenteilige Aspekte.

Mit diesen Erfahrungen im Hintergrund fahre ich mit gemischten Gefühlen, Hoffnung und Angst gleichermaßen, zu Felix' Eltern mit. Einen Blumenstrauß zur Bestechung für die Mama und Pralinen für den Papa habe ich vorher noch besorgt. Sicher ist sicher! Schließlich geht es hier darum, das Herz einer zukünftigen Oma und eines zukünftigen Opas zu gewinnen.

09. April 2012

Das Osterwochenende ist überstanden. Die Angst war unbegründet. Meine imaginäre Drei-Punkte-Liste habe ich abgehakt. Felix' Eltern haben dreimal bestanden.

1. Die Fahrt zu ihnen hat ewig gedauert. Sie wohnen also definitiv weit genug weg, um nicht spontan auf gut Glück zum

Kaffeetrinken vor der Tür zu stehen. Sie werden sich immer ankündigen und ich werde immer vorbereitet sein.
2. Sie unternehmen gerne etwas zusammen und auch ab und zu jeder für sich. Sie setzen sich als Paar beziehungsweise die Familie an erste Stelle. Ein gutes Vorbild für Felix. Gute Vorbilder sind so wichtig!
3. Sie akzeptieren eine Erdenbürgerin als zukünftige Schwiegertochter. Ich fühle mich sehr wohl bei ihnen.

Zwei bezaubernde Schwestern und eine warmherzige Oma gehören auch noch zur Familie. Alle kamen am Ostersonntag zum gemeinsamen Essen zusammen. Die Oma ist geschätzt einen Meter fünfzig groß, aber randvoll mit Liebe, die sie großherzig verteilt. Sie hat sich mir gleich als „Oma" vorgestellt. Als wir der Familie nach dem Essen die frohe Kunde meiner, äh, unserer Schwangerschaft mitgeteilt haben, ergriff die Oma als Erste das Wort. „Das macht ihr genau richtig! Jetzt seid ihr noch jung und knusprig." Sie ist vom Stuhl aufgesprungen, soweit das in ihrem Alter eben möglich ist, und hat uns umarmt. Die anderen folgten ihr und umarmten uns ebenso herzlich.
Das ist also meine neue Familie.

21. April 2012
Für Felix und mich ist spätestens seit dem positiven Schwangerschaftstest klar, dass wir zusammenziehen wollen. Er will raus aus seiner WG und ich aus meinem Ein-Zimmer-Appartement. Wir suchen eine freundliche, bezahlbare 3- bis 4-Zimmer-Wohnung mit Kinderzimmer sowie Balkon oder Garten in grüner, ruhiger Lage nahe unserer beiden Arbeitsstätten – was sich als kompliziert herausstellt. Aber heute ist es passiert! Wir haben uns verliebt! Nachdem wir uns bereits drei Wohnungen angesehen hatten, die uns nicht überzeugen konnten, haben wir heute unsere Traumwohnung gefunden. Es war Liebe auf den ersten Blick! Sie

ist wohlgeformt, hat genau die richtige Größe für uns drei und mehrere besondere Reize: einen Flur, von dem die Zimmer sternförmig abgehen, ein Kinderzimmer über zwei Etagen mit Balkon Richtung Süden, ein helles Wohnzimmer mit Fenstern Richtung Süden und Westen plus Balkon, eine Einbauküche, ein großes Schlafzimmer, ein Ankleidezimmer mit Einbauschränken zum Angeben und ein Tageslichtbad so groß wie ein Tanzsaal mit einer riesigen Dusche, einer Familienbadewanne und zwei Waschbecken mit goldenen Armaturen und Fußbodenheizung. Das Ganze auf 100 Quadratmetern zu bezahlbarem Mietpreis nur eine halbe Stunde Autofahrt von unserer jeweiligen Arbeitsstätte entfernt.

Das ist eine Wohnung, in der ich mir gut vorstellen kann, ein Jahr zu Hause zu verbringen, wenn unser Kind auf der Welt ist. In Gedanken richten wir sie schon ein: die Schlafcouch und der Couchtisch von Felix ins Wohnzimmer, mein Bett und sein Schrank ins Schlafzimmer, mein Schrank ins Kinderzimmer. Eine Frage bleibt noch: Die Wohnung ist im ersten Stock ohne Aufzug. Wohin nur mit dem Kinderwagen? Den die Treppen jedes Mal mit hoch zu nehmen wäre umständlich.

„Das ist kein Problem", meinen die Vormieter. „Uns gehören zwei der Kinderwagen, die unten im Eingangsbereich stehen. Die nehmen wir beim Umzug mit und dann ist da ausreichend Platz."

„Warum haben Sie denn zwei Kinderwagen?", frage ich erstaunt.

„Man braucht zwei: einen kleinen wendigen für die Stadt und einen großen mit breiten Rädern zum Spazierengehen auf Feldwegen. Wir wussten das am Anfang auch nicht, aber mit zwei Wagen ist es wirklich besser."

„Aha! Klingt eigentlich logisch." Also brauchen wir auch zwei Kinderwagen. Ich bedanke mich für den Tipp der erfahrenen Eltern.

Wir sind von der Wohnung begeistert. Alles passt. Wir sagen gleich zu. Ab 01.07. können wir einziehen.

Noch beflügelt vom baldigen schöner Wohnen fahren wir ins Möbelhaus und sehen uns einmal um. Wir wollen nur gucken und erst nach dem Umzug Möbel kaufen.

Für das Kinderzimmer fehlt uns noch einiges. Also schlendern wir durch die Kinderzimmerabteilung. Da ist alles schön bunt. Ich liebe diese kräftigen Farben. Das wird toll, hier können wir uns austoben und Kinderträume wahr machen. Ich freue mich jetzt schon darauf! Wir schlendern durch diverse Babyzimmer jeweils mit Wickelkommode, Babybett und Wiege sowie dazu passendem Kleiderschränkchen in blau, rosa oder weiß. Ja, eine Wickelkommode brauchen wir auf alle Fälle und ein Kinderbett auch. So eine Wiege ist süß mit kleinem Himmel! Die könnten wir ins Wohnzimmer stellen, damit das Kleine tagsüber dort bei uns liegen kann. Das wäre praktisch!

Einen extra Kleiderschrank brauchen wir eigentlich nicht, aber wenn es einen optisch dazu passenden gibt, der günstig ist, wieso nicht?

Beim Blick auf die Preise schwankt mein Vorhaben, einen optisch passenden Kleiderschrank überhaupt in Erwägung zu ziehen. Auch bei der Wickelkommode erschrecken mich die Preise. Eine hässliche Kommode kriegt man schon für 200 Euro, die schönen kosten zwischen 500 und 1500 Euro. Dann kommen noch die Wickelauflage und Regale dazu, die man über der Kommode anbringt, damit man Popocremes, Windeln, Bodys und Ähnliches in Griffweite hat. Kann man da nicht eine normale Kommode kaufen? Es sieht später sicher blöd aus, eine Wickelkommode im Raum stehen zu haben, wenn man sie nicht mehr als solche benötigt. Es gibt zum Glück auch normale Kommoden mit Wickeltischaufsatz, den man später abmachen kann, damit man eine normale Kommode hat. Die kosten dann aber gleich über 1000 Euro. Ist aber die sinnvollere Investition, wenn man langfristig denkt.

Ein Babybett gibt es für 200 bis 800 Euro, eine Wiege kostet ungefähr das Gleiche. Ganz schön teuer, so ein Babyzimmer!

Dann gibt es noch Kinderzimmer mit Hochbett und integriertem Schreibtisch darunter oder einem Feuerwehrauto als Bett für Jungen beziehungsweise einem Prinzessinnen-Himmelbett für Mädchen. Tolle Sachen! Da werden Kinderträume voll erfüllt und Elterngeldbeutel leer gemacht! Haben wir überhaupt genug Geld auf dem Konto, um uns das alles leisten zu können? Die Auswahl ist riesig und erschlagend! Heute kaufen wir nichts.

Als wir durch die Abteilung durch sind, bin ich fix und fertig. Am Ende des Babymöbeldschungels befindet sich noch ein Meer an Kinderwagen. Etwa 40 Stück stehen da herum. Ich fühle mich überfordert. Ich bin erschöpft und muss dringend etwas essen.
Felix will ein paar Wagen probefahren. Woher er nur diese Energie nimmt!
„Ich bin k.o. und hungrig", quengle ich.
„Lass uns doch nur mal gucken!", bittet Felix und ist schon auf dem Weg ins Getümmel.
Mein Unmut steigt. „Ich habe keine Ahnung, worauf man hier achten soll", nörgle ich.
Felix scheint das nicht zu stören. Er zieht den ersten Wagen heraus und begutachtet ihn. Eine junge Verkäuferin sieht lächelnd zu uns herüber. Von der lasse ich mir garantiert nichts andrehen! Ich blicke grimmig zurück. Die hat bestimmt noch keine Kinder und will uns sicher irgendetwas aufschwatzen!
„Ich will mich erst informieren, worauf man achten muss, bevor ich hier irgendetwas anschaue!", meckere ich.
Felix ist von meiner schlechten Laune weiterhin unbeeindruckt. Die Verkäuferin macht sich auf den Weg zu uns.
„Schatzzz", drohe ich, „ich habe Hunger!"
„Lass uns nur fünf Minuten ...", beginnt er.
„Nein, ich habe *jetzt* Hunger!", zische ich laut hörbar für alle Umstehenden und stampfe wütenden Schrittes mit zusammengezogenen Augenbrauen, aufeinandergepressten Lippen und hoch

erhobener Nase vorbei an der Verkäuferin in Richtung Möbelhausrestaurant. Es ist mir in dem Moment egal, dass ich wie eine aufgescheuchte Furie wirke, und es ist mir egal, ob Felix mitkommt oder dableibt. Ich halte es keine Sekunde länger aus!
Im Restaurant knalle ich mir das erstbeste Essen aufs Tablett und düse zur Kasse. Mit zittrigen Fingern zahle ich, nehme den nächstgelegenen freien Platz, lasse mich auf den hölzernen Stuhl plumpsen und beginne, immer noch wütend, das Essen in mich hineinzustopfen. Als ich drei Bissen hinuntergeschlungen habe, erhellt sich mein Blick, weitet sich mein Blickfeld, bemerke ich den perplexen Felix ohne Tablett neben mir und die warme Sonne, in der wir sitzen. Ich fühle mich besser und ich fühle mich schlecht. Gequält lächle ich Felix an.
„Was ist denn los mit dir?", fragt Felix.
„Ich hatte Hunger", versuche ich es mit entschuldigendem Tonfall.
Felix blickt mich verständnisvoll an und faselt etwas von Hormonen und Achterbahnfahrt. Pah! Als ob ich mich von Hormonen lenken ließe! Was ist denn das eigentlich, die Hormone? Kann man die spüren? Also ich spüre da nichts, nur Hunger. Also ist es auch Hunger.
Als ich nach drei weiteren Bissen allerdings pappsatt bin, korrigiere ich mich und sage: „Es war wohl doch nur Unterzucker." Aber mit Hormonen hat das immer noch nichts zu tun! „Willst du den Rest?", frage ich.
Er will.

4. Monat

04. Mai 2012
Dritter Arzttermin inklusive Ultraschall. Die ausgedruckten Bilder sehen gruselig aus. Ich habe einen Alien im Bauch! Einen Alien, der uns begeistert: Er hat uns zugewunken, den Arm auf und ab bewegt. Egal, ob er später wie Ken, Barbie oder wie ein Alien aussieht: Wir lieben ihn jetzt schon! An ihm ist alles dran: Arme, Finger, Beine, Zehen – und das bei 6,8 Zentimeter vom Kopf bis zum Steiß! Unglaublich, dass man bis letzte Woche noch hätte abtreiben dürfen!

Wir haben auch das Ergebnis der Chlamydien-Kontrolle erfahren: negativ. Das ist gut. Das Ergebnis des Toxoplasmose-Tests ist ebenfalls negativ. War ja klar, dass ich keine Toxoplasmose habe und dennoch meine guten 50 Euro los bin. Dafür habe ich ein Stück mehr Sicherheitsgefühl. Das Ergebnis besagt, dass ich noch nie in meinem Leben Toxoplasmose hatte, und sollte ich sie jetzt in der Schwangerschaft erstmals bekommen und sie unbehandelt bleiben, so kann unser geliebter winkender Alien schwere Schäden davon tragen. „Daher sollten Sie ab jetzt alle acht Wochen einen Nachtest machen lassen", so die Ärztin. Die Kosten von 25 Euro pro Nachtest hat sie nicht erwähnt.
Ich bin entschlossen, keinerlei Nachtests machen zu lassen. Sofort beschleicht mich das nagende Gefühl, eine schlechte Mutter zu sein, da ich nicht alles Erdenkliche tue, nicht alle Eventualitäten ausschließe, nicht all mein Geld investiere, um das letzte Quäntchen Wahrscheinlichkeit auszuschließen, dass es unserem Baby schlecht ergehen könnte. Aber wenn ich in den letzten 29 Jahren keine Toxoplasmose gehabt habe, dann werde ich sie auch jetzt nicht bekommen, wo ich gemäß Anweisung alles Obst und Gemüse gründlich wasche, im Übrigen immer noch keine eigene Katze habe und meine Hände weiterhin nicht im Kot fremder Katzen wälze. Das hat mehr mit Verstand und Vertrauen als mit Geiz zu tun. Ach ja: Damit wäre auch bewiesen, dass der Salat in

der Kantine immer gut gewaschen wird. Ich war natürlich zu feige, pingelig nachzufragen, wie oft er denn gewaschen wird.

Apropos Kantine: Ich bestelle jetzt immer halbe Portionen. Mehr schaffe ich nicht. Ich esse nur wenig, aber dafür oft.
Spätestens um vier Uhr nachts wache ich das erste Mal auf und muss etwas essen. Ich habe es auch schon ohne Essen probiert, aber dann ist es mir unmöglich, wieder einzuschlafen. Daher habe ich jetzt immer einen Müsliriegel neben dem Bett liegen, denn ich möchte zum Essen liegenbleiben.
Um sechs Uhr stehe ich auf und esse als erstes eine Schüssel Müsli, weil ich großen Hunger habe. Dann gehe ich duschen, danach hänge ich in der Regel über dem Klo und schaue traurig dem unverdauten Müsli hinterher, das nun die Kanalwelt erkunden darf. Aber das Gute an der Schwangerschaftskotzeritis im Gegensatz zur Magen-Darm-Grippe ist, dass ich sofort nach dem Übergeben wieder etwas essen kann, ohne dass mir weiterhin schlecht ist. Also gibt es wieder Müsli, das dann oft auch drin bleibt.
Gegen neun Uhr bin ich dann sicher, dass die Übelkeit weg ist, und ich kann mit der S-Bahn zur Arbeit fahren. Obwohl ich also um sechs Uhr aufstehe, bin ich seit Neuestem erst um zehn Uhr in der Arbeit.
Das ist der Vorteil meines Jobs als Projektmanagerin: Ich lege die Termine fest. Derzeit gibt es erst Termine ab zehn Uhr.
In der Arbeit angekommen, nehme ich ein weiteres Frühstück zu mir. So geht es den Tag über weiter mit dem Essen – alle zwei Stunden.
Ich glaube, ich habe schon den Babyrhythmus. Wobei es weniger Hunger ist, sondern Unterzuckerung, denn viel kann ich nie essen. Aber den Unterzucker gilt es immer sofort zu besänftigen, sonst kriege ich richtig üble Laune und mir wird schlecht. Essen ist also mein Geheimrezept gegen Übelkeit. Leider hilft es nicht morgens.

Sicherheitshalber habe ich immer eine Tüte in Griffweite, nämlich in der hinteren rechten Hosentasche. Die kommt jetzt überall mit hin. Ein einziges Mal habe ich sie bisher aus der Hosentasche geholt (mal abgesehen davon, wenn die Hose in die Wäsche wanderte).

Eines schönen Morgens ... Mir war schon die ganze Fahrt von daheim ab übel. Die S-Bahn ist ein schlechter Platz für Übelkeit. Doch es gibt einen feinen Unterschied, nämlich den zwischen „übel" und „kotzübel". „Übel" ist das Gefühl, dass es einem schlecht geht. Als „kotzübel" bezeichne ich den Moment, in dem man weiß, dass das, was immer man gerade im Magen hat, nur noch einen kurzen Moment dort bleiben und gleich den direkten Weg nach oben suchen wird. Das war an der vorletzten Haltestelle vor der Arbeit der Fall. Ein denkbar ungünstiger Moment.

Mir gegenüber saß eine Frau, in ihr Buch vertieft. Sie machte keine Anstalten, ihr Buch einzupacken, um sich auf den Ausstieg an der nächsten Haltestelle vorzubereiten. Darauf hatte ich gehofft. So ein Mist! Sollte ich sie warnen und wegschicken? Ich traute mich nicht, es war mir zu unangenehm.

Was machen andere Schwangere in dieser Situation? Auto fahren? Aber was, wenn die Übelkeit auf der Autobahn kommt?

Ich holte die Tüte aus der Hosentasche und hielt sie in meiner geschlossenen Faust versteckt. Ich spürte: Es kommt gleich. Ich sah mich um. Überall saßen Leute, selbst in den Eingangsbereichen stand immer mindestens einer. Da hätte ich mich hinducken und mich heimlich übergeben können.

Ich atmete tief durch, in der Hoffnung, es noch bis zur nächsten Haltestelle hinauszögern zu können. Aber das klappte nicht. Ich spürte es: Es kam.

Es kam vom Magen in den Mund. Ein ganzer Schwall. Es war der Tee, den ich am Morgen getrunken hatte. Warmes Wasser im Mund, das nach Fenchel schmeckte. Ich bewegte die Hand mit der Tüte zum Mund.

Oh Gott, ich wollte mich nicht übergeben, nicht vor dieser Frau! Ich schluckte. Ich schluckte in meiner Verzweiflung und war mir sicher, dass das erst recht den Brechreiz verstärken würde. Doch dem war nicht so. Überraschenderweise. Mir ging es besser. Schlagartig. Weit entfernt von gut, aber auch weit genug entfernt von kotzübel. Ich war erstaunt, ich war beschämt. Ich hatte meine eigene Kotze geschluckt. Oder einen Schluck warmen Tees – je nach Sichtweise. Ich spürte noch einmal tief in mich hinein, aber da war kein Gefühl von Übelkeit mehr. Ich ließ also die Hand mit der Tüte sinken. Die Frau las unverändert in ihrem Buch. Sie hatte nichts bemerkt. Ich konnte die Tüte wegpacken.
Ich bin so eklig! Bin ich froh, dass das keiner weiß! Nur Felix habe ich es am Abend verschämt berichtet. Ich brauchte ein bisschen Mitleid und Anerkennung dafür, was ich jeden Tag als Schwangere leiste.
Felix freut sich immer, wenn mir übel ist. Er hat gehört, dass es dem Baby gut geht, wenn mir schlecht ist. Nette Geschichte! Das ist wie „Vogelscheiße bringt Glück". Hat sich irgendjemand ausgedacht, damit sich derjenige besser fühlt, den es trifft.

Wenn Essen auch mein Wundermittel gegen Schwangerschaftsübelkeit ist, so hilft es leider nicht bei Übelkeit, die von bestimmten Gerüchen verursacht wird. Vor meiner Schwangerschaft habe ich eine schlechte Nase gehabt. Das hatte Vorteile bei schlechten Gerüchen und Nachteile bei guten Gerüchen.
Jetzt ist die Sachlage anders. Ich rieche alles. Zu Beginn der Schwangerschaft habe ich mich vor allem am Duft der Blumen erfreut. Toll, so viele angenehme Gerüche, die ich nicht kannte!
Doch ich rieche auch alles andere. Ein Supermarkt zum Beispiel ist voll von Gerüchen. Das Obst, das Brot, der frische Fisch, der Käse an der Käsetheke, das Fleisch an der Fleischtheke, die Papierpackungen, die Plastikpackungen, die fremden Menschen mit ihren Parfüms und ihrem Schweiß.

Einmal habe ich mich fast im Laden übergeben. Überall die Gerüche, die an sich zwar erträglich sind, deren Intensität aber Übelkeit verursacht. Die einzige Verschnaufpause hatte ich in der Tiefkühlabteilung, dem einzigen geruchsneutralen Bereich im ganzen Laden. Von dort bin ich mit angehaltenem Atem zum Ausgang gehetzt. Felix musste den Einkauf ohne mich fortsetzen. Überhaupt muss er seitdem meistens alleine einkaufen. Das tue ich mir nicht mehr an.

Auch bin ich zurzeit froh, wenn Felix einen gewissen Mindestabstand wahrt. Sein Parfüm und seine Haut riechen manchmal furchtbar. Das ist mir früher nicht aufgefallen. Es ist vermutlich auch eher mein Geruchssinn, der sich verändert hat, als sein Geruch. Einmal habe ich ihn nach der Arbeit sogar duschen geschickt, damit er den üblen Bürogeruch loswird. Danach hat er so intensiv nach Duschgel gerochen, dass es gleichermaßen bei mir Übelkeit verursacht hat. Der Arme!

Wenn ich es mir recht überlege, kann ich auf die gute Nase langfristig gerne verzichten.

05. Mai 2012

Felix und ich machen übers Wochenende eine kleine Rundreise, um den Verwandten die frohe Kunde unserer Schwangerschaft persönlich zu überbringen. Zuerst sind meine Großeltern väterlicherseits dran. Meine Uroma, die Mutter meiner Oma väterlicherseits, hatte mich schon vor zehn Jahren regelmäßig gefragt, wann ich denn endlich Kinder bekäme. Sie wollte gerne Ururgroßmutter werden.

Alle in meiner Familie haben im Alter von etwa 20 Jahren das erste Kind bekommen. Meine Generation ist die erste, die sich deutlich mehr Zeit lässt. Meine Uroma ist in der Zwischenzeit verstorben, sodass ich ihr den Wunsch leider nicht erfüllen konnte. Ein bisschen wehmütig muss ich jetzt daran denken. Aber nun erzähle ich es eben meinen Großeltern.

Aufgrund der Familienhistorie vermutete ich als Reaktion ein „Na endlich!", aber das blieb aus. Meine Großeltern freuen sich einfach sehr mit uns. Auch schön! Meine Oma erzählt dann gleich, dass ihr die Schwangerschaft mit meinem Vater von ihren vier Schwangerschaften am meisten zugesetzt habe. Bis zu siebzehn Mal am Vormittag habe sie sich übergeben. Eine unglaublich beeindruckende und zugleich erschreckende Zahl. „Wie geht es denn dir so?", will sie wissen.
„Eigentlich soweit ganz gut, nur ab und zu Morgenübelkeit. Bis zu fünfmaliges Übergeben hatte ich bisher."
Angeben für Schwangere! Oma nickt anerkennend. Wir verstehen uns!
Ob wir denn schon wüssten, was es wird, fragt Oma nach. Aber dafür ist es noch zu früh. Ob wir uns denn schon Namen überlegt hätten? Nein, das müssen wir noch machen. Sie wird sich gedulden müssen.
Danach geht es in die nach Angstschweiß und Desinfektionsmitteln riechende Praxis meines Onkels. Er ist Zahnarzt und einen Besuch bei ihm verbinden wir immer mit einem Moment mehr oder weniger entspannten Zurücklehnens auf dem Zahnarztstuhl. Für ihn habe ich mir eine besondere Erklärung überlegt: „Meine Frauenärztin meinte, ich solle eine professionelle Zahnreinigung machen lassen."
Ist das nicht originell? Nicht einfach zu sagen „Ich bin schwanger", sondern etwas Ausgefallenes!
Mein Onkel meint daraufhin, dass dies diese Woche schon drei Frauen erzählt hätten (hmpf, so viel zu meinem Einfallsreichtum!) und dass dies entweder wegen eines Schwangerschaftsverdachts sei – ich nicke – oder wegen ... bla bla blubb – ich höre nicht mehr zu. Er redet einfach weiter. Wie bitte? Hat er denn mein Nicken nicht bemerkt? Zahnarzt durch und durch erläutert er mir die Gründe, aufgrund derer er mir die professionelle Zahnreinigung nicht empfehlen könne: „Das ist in der Regel eine

Sandstrahlmethode und birgt die Gefahr von Reizung beziehungsweise Verletzung des Zahnfleisches oder Schädigung der Zahnoberfläche. Stattdessen rate ich im Allgemeinen eher zu einer sanfteren Ultraschallreinigung. Jede professionelle Zahnreinigung ist jedoch eine reine Vorbeugung gegen Parodontitis, und da du diese bisher noch nicht hattest, kann ich dir das im Speziellen nicht empfehlen. Kurz: Du brauchst das nicht." Damit schließt er seinen Vortrag.

Ich bin perplex. Er hat es einfach übergangen! Ich – bin – schwanger! Die lebensverändernde Nachricht schlechthin, und er zeigt mir die Nachteile einer professionellen Zahnreinigung sowie mögliche schonendere Alternativen auf! Ich schaue Felix fragend an, der helfend eingreift. „Der Schwangerschaftsverdacht ist nun bereits 6,8 Zentimeter groß", sagt er strahlend in seiner ruhigen Art.

Da verändert sich das Gesicht meines Onkels vom neutralen Zahnarztgesicht hin zu dem Lächeln eines Onkels, der gerade von der Schwangerschaft seiner Lieblingsnichte erfahren hat, seiner einzigen Nichte wohlgemerkt. Er gratuliert uns hocherfreut.

Mein Onkel ist wieder mein Onkel, nicht mehr mein Zahnarzt! Ich bin erleichtert. Nach einer herzlichen Umarmung seufzt er: „Na endlich!" Hoppla, von ihm hätte ich das nicht erwartet! Dann fährt er mit dem Wichtigen fort: „In dem Fall würde ich dir statt einer professionellen Zahnreinigung eine Munddusche empfehlen als Anschaffung für daheim. Zahnhygiene ist in der Schwangerschaft besonders wichtig."

Mein Onkel! Er liebt halt seinen Beruf.

Nach der umfassenden zahngesundheitlichen Aufklärung fahren wir zu meiner Tante, meinem Cousin und meiner Cousine und berichten die frohe Kunde. Es folgt ein kurzes Schweigen, in dem sich die drei fragend ansehen. Für meinen Cousin und meine Cousine ist der Gedanke ans Kinderkriegen noch weit weg. Sie befinden sich mitten im Studium. Es wirkt, als ob die drei sich

telepathisch untereinander austauschten, ob sie das nun gut finden sollen oder nicht. Aber zum Glück werden sie sich schnell einig und freuen sich mit uns.
Wir zeigen ihnen die Ultraschallbilder, den kleinen Schneemann und den furchterregenden Alien. Beim Schneemann halten sie den Kopf für den Körper und umgekehrt. Ich muss ihnen erklären, wo oben und unten ist. Den Alien erkennen sie aber sofort. Der ist gruselig, da sind sich alle einig. Meine Cousine Pia blickt kritisch vom Ultraschallbild auf zu Felix und wieder auf das Bild. Zum Glück bemerkt er das nicht. „Wird sicher süß, das Kleine!", sagt sie.
Ich werte das als Kompliment für Felix.
„Wisst ihr schon, was es wird?", fragt Pia.
Die Frage habe ich heute schon einmal gehört. „Nein", antworte ich.
„Habt ihr euch schon einen Namen überlegt?"
„Nein."
„Ich finde Marie schön", sagt Pia.
„Aha."
„Was glaubt ihr denn, dass es wird?", fragt sie weiter. Diese Frage ist neu.
„Ein Junge", glaube ich. Felix und Pia glauben, es wird ein Mädchen. Die anderen schweigen. Wir werden es sehen.

Meine Großeltern mütterlicherseits, die im selben Haus wohnen, sind verreist. Ich hinterlasse ihnen einen Brief. Schließlich bleibt in dem Haus nichts verborgen und ich will es ihnen gerne selber mitteilen. Ich bin kreativ gewesen:
„Liebe Großeltern! Ich fahre Ende dieses Jahres nicht nach Neuseeland, wie ursprünglich einmal angedacht. Ratet doch einmal, warum!
Alternative a: Aufgrund des von den Maya vorhergesagten Weltuntergangs am 21. Dezember 2012 will ich mein Geld nicht für

eine letzte Reise verpulvern, sondern zusammen mit meinen Weltuntergangs-Angsthasen-Freunden in einen Luftschutzbunker investieren, in dem wir hoffen, zumindest die nächsten Jahre überleben zu können, bis wir ein Raumschiff gebaut haben, das uns zu einem anderen, weniger lebensfeindlichen Planeten führt. Für Spenden sind wir sehr dankbar.

Alternative b: Ich habe im Lotto gewonnen und fahre nun nicht mehr ins popelige Neuseeland, sondern bereise die ganze Welt.

Alternative c: Ich habe einen Freund, bin schwanger und erwarte im November unser Kind.

Falls ihr unsicher seid, welche der gebotenen Alternativen der Grund dafür ist, schaut euch die Wahrscheinlichkeiten an: Dass die Welt untergeht, ist ebenso wahrscheinlich wie die letzten vorhergesagten Weltuntergänge, also gleich Null. Die Chance, dass ich im Lotto gewinne, steht bei eins zu 140 Millionen. Die Wahrscheinlichkeit für eine Schwangerschaft kenne ich zugegebenermaßen nicht, aufgrund der stetig wachsenden Weltbevölkerung ist aber davon auszugehen, dass sie deutlich höher ist als ein Sechser im Lotto. Dann viel Spaß beim Raten!"

17. Mai 2012

Ich habe meine Cousine Alexa heute angerufen. Sie ist sechs Wochen jünger als ich und hat einen kleinen Sohn. Ihre biologische Uhr hat deutlich früher getickt als meine, ach was sage ich: gehämmert hat sie, bis sie vor knapp drei Jahren endlich ihr lang ersehntes Kind bekam. Von ihr erhoffe ich mir nun Tipps zum Thema Kinderwagen. Völlig neue Gesprächsthemen zwischen uns! Was ihre Erfahrungen seien, was man brauche und was nicht, will ich wissen. Ihre Aufzählung beinhaltet Folgendes:

1. Große Räder, weil man damit gut über Schotter fahren kann.

„Was ist mit klein und wendig für die Stadt?", frage ich.

„Große Räder gehen auch in der Stadt, aber kleine fahren nicht gut über Schotter."

2. Einen Schwenkschieber.

„Was ist das?", will ich wissen.

„Das heißt, dass man den Lenker nach vorne oder nach hinten klappen kann, damit das Kind entweder zu dir schaut oder weg von dir."

„Wofür braucht man das?"

„Na wenn es regnet oder die Sonne scheint, damit das Kind dem Wetter nicht ausgesetzt ist!"

3. Viel Platz fürs Kind.

„Warum?"

„Damit der Kinderwagen nach einem halben Jahr nicht zu klein ist. Es gibt bis zu 40 Zentimeter Längenunterschied bei Kinderwagen."

4. Einen großen Korb unten, um Einkäufe transportieren zu können.

5. Umbaubar zum Buggy.

„Was ist ein Buggy?"

„Das ist ein Kinderwagen, in dem das Kind sitzen kann. Wenn du keinen umbaubaren kaufst, musst du später extra einen Buggy kaufen."

6. Zusammenklappbar. Die Schale muss abnehmbar sein.

„Schale?"

„Das ist der Korb, in dem das Kind liegt. Teste vorher, ob der Kinderwagen zusammengeklappt in euren Kofferraum passt!"

„Wow, danke, Alexa! Worauf man alles achten muss!"

Ich habe gleich einmal im Internet nach Kinderwagen gesucht und weitere, bedeutende Kriterien gefunden:

7. Schwenkräder.

Sind klein, aber damit kann man um Kurven fahren, ohne den Kinderwagen anheben zu müssen, wie es früher der Fall war. Was für eine Innovation! Diese gibt es aber anscheinend

nur in klein. Also muss man sich zwischen großen Rädern und Schwenkrädern entscheiden.
8. Handbremse und Feststellbremse.
Handbremse gab es früher auch nicht. Aber klar, um bergab gehen zu können braucht man das, sonst muss man sich ständig dagegenstemmen. Wieder ein sinnvoller Fortschritt. Früher gab es nur die Blockierung für die Räder: Feststellbremse heißt der Fachbegriff – jetzt weiß ich das auch.
9. Sicherung, damit ein zusammenklappbarer Kinderwagen nicht von selbst aus Versehen zusammenklappt.
Welche Gefahren die Technik von heute mit sich bringt!
10. Schadstoffarm.
Schadstoffe im Kinderwagen? Wie kommen die denn da rein? Wer erlaubt denn so etwas?
11. Gurt für den Sitz.
Für die Buggy-Funktion, nehme ich an.
12. Federung.
Damit das Baby nicht bei jeder Bodenwelle, jeder Unebenheit ein Schleudertrauma bekommt.
13. Zuladung in den Einkaufskorb bis zu fünf Kilo.
14. 50 Zentimeter Lehne für den Sitz.
Damit der Kopf gestützt ist, wenn der Kinderwagen zum Buggy umgebaut wurde.

Das nenne ich eine aussagekräftige Checkliste! Ich bin stolz auf meine Sammlung. Gibt es vielleicht einen Wagen, der all die Punkte miteinander vereint? Den echten Super-Kinderwagen zu erschwinglichem Preis? Den hätte ich gerne. Mal im Internet recherchieren.
Die Suche erweist sich als schwierig. Es gibt tausende Kinderwagen! Ich informiere mich nach den Testsiegern. Ich hoffe, dass mir das hilft, eine Vorauswahl zu treffen. Doch was muss ich feststellen? Alle durchgefallen, quasi! Zehn von 14 getesteten Wagen

sind mangelhaft. Kein einziger ist gut. Alle mit bombastisch hoher Schadstoffbelastung. Note 3,2 als bestes Ergebnis. War ich in der Schule mit einer drei zufrieden? Kam aufs Fach an. Aber für unser Kleines ist das ungenügend! Hier gilt die Faustregel: Nur das Beste! Da keiner der Kinderwagen diese Note erreicht, heißt das für mich: Alle durchgefallen!

Was machen wir jetzt? Einen Wagen kaufen, der nicht getestet wurde, in der Hoffnung, dass darin weniger Schadstoffe sind? Aber kann ich ernsthaft annehmen, dass es um die anderen Wagen besser bestellt ist? Oder doch den Testsieger kaufen? Da weiß man wenigstens, woran man ist.

Ich bin enttäuscht und verärgert über die Industrie, die Sachen verkauft, die für Kinder schädlich sind. Das betrifft sicher nicht nur Kinderwagen, sondern auch diverse Spielsachen und so manche Pflegeprodukte. Überall lauern gemeine, unsichtbare Schadstoffe! Diese unverantwortlichen Hersteller gehören alle eingebuchtet! Und die Verkäufer gleich dazu! Alles Halunken!

Woher kommt die Notwendigkeit, ein unausgereiftes Produkt zu verkaufen? Ich finde, jedes Produkt muss man vorher auf jegliche Unbedenklichkeit testen, und wenn ein schlechtes Ergebnis dabei herauskommt, muss man das Produkt verbessern, bevor man es auf den Markt bringt. Bin ich zu moralisch für diese Welt? Ich ahne, dass es in diesem Bereich eine Menge gibt, worüber man sich aufregen könnte, wenn man nur danach suchte.

01. Juni 2012

Ich habe ein paar Freundinnen von der Schwangerschaft berichtet und ich habe jetzt keine Lust mehr, irgendjemandem davon zu erzählen. Immer dieselben Reaktionen! Immer dieselbe Frage: „War es geplant?"

Ich habe das Gefühl, mich dafür rechtfertigen zu müssen, dass wir so schnell ein Kind bekommen. Was antwortet man denn auf diese Frage? Antwortet man: „Ja, es war gewollt", dann wird man als unvernünftig abgestempelt: „Wie könnt ihr nur?! Ihr seid doch erst so kurz zusammen, ihr kennt euch noch gar nicht richtig!" Oder man antwortet: „Nein, es war nicht geplant." Dann muss man entweder erklären, wieso man als halbwegs intelligenter Mensch zu blöd ist zu verhüten, oder aber dass man unter die Ein-Prozent-Marke fällt, die es trotz korrekt angewandter Verhütungsmaßnahmen erwischt hat. Dann hast du kein kleines süßes Schneemännchen mehr, sondern ein „TroPi" oder ein „TroKo" – ein Trotz-Pille-Baby oder ein Trotz-Kondom-Kind. Na herzlichen Dank auch! Man ist also entweder unvernünftig, einfach nur dämlich oder eben bemitleidenswert.

Wir passen einfach nicht in das gesellschaftliche Bild, wir sind nicht das Idealpaar, das lange Zeit zusammen gewesen ist, mehrere Jahre, dann letztes Jahr geheiratet hat und, wenn man zurückrechnet, gegen Ende der Hochzeitsreise schwanger geworden sein müsste – für Romantiker: am Maledivenstrand unter sternenklarem Himmel. Da hätten die Freunde sofort freudestrahlend gratuliert. Aber bei uns müssen sie scheinbar erst einmal vorsichtig nachfragen, ob es geplant war und folglich ein Grund zur Freude besteht.

Auch Felix hat erst einmal genug. „Bist du bei ‚Drei!' nicht schnell genug aufm Baum gewesen?", war der Originalton seines Donnerstags-Freundes. Der Freund, mit dem er jeden Donnerstagabend nach der Arbeit etwas trinken geht, ist ein Liebhaber der kurzen Röcke, schnellen Autos und wilden Partys. Entsprechend tiefsinnig verlief wohl auch das weitere Gespräch, in dem es um „Kind unterjubeln" und „Braten in der Röhre" ging. Zeit für neue Freunde, würde ich sagen.

02. Juni 2012

Felix und ich haben darüber diskutiert, wie wir die leidige Frage „War es geplant?" einheitlich beantworten können. Zur Auswahl stehen die Antworten „ja", „nein" oder „halb, halb".

Letztere ist vielleicht die korrekte Antwort. Aber sie klingt lieblos. Es hört sich an, als ob unser süßer Schneemann nur so halb gewünscht ist. Stehen doch Planen und Wünschen eng beieinander. Doch das ist nicht der Fall. Gewünscht, geliebt wurde er vom ersten Moment an. Was heißt also dann „halb, halb"?

„Nein", die Schwangerschaft war nicht von langer Hand geplant, aber „ja", wir wollten sie. Irgendwie. Insgeheim. Ich hätte wohl nie laut und offen gesagt: „Ja, jetzt bin ich bereit! Ich will ich ein Kind!" Wie hätte ich eine Entscheidung mit derartiger Tragweite treffen können? Ich, die keine Ahnung von Kindern hat; die mit Kindern nicht umgehen kann; die sich fürchtet vor deren Trotzanfällen, vor dem Geschrei und der ewigen Diskussion über das Aufräumen. Nein, ich konnte eine solche Entscheidung nicht treffen! So eine Entscheidung musste mir abgenommen werden! Mir musste die Schwangerschaft passieren!

Und hopplahopp, schon bin ich schwanger. Ganz plötzlich! Nach der Geburt von Hannas Tochter war ich tagelang euphorisch. Da ist es passiert. Ups!

Doch ich bin Meister im Annehmen einer Situation! Jetzt, wo es soweit ist, ist es gut so. Es kann nichts Besseres geben. Versteht das irgendwer?

Ich habe mich selbst ausgetrickst. Bisher hatte ich beim Thema Verhütung immer ganz empfindlich aufgepasst. Erst mit Felix war ich unvorsichtig gewesen. Ich wollte ein Kind. Felix auch.

Wir einigen uns auf „Ja, es war gewollt." Letztlich war es das, auch wenn wir selbst die Erkenntnis erst jetzt gewonnen haben.

5. Monat

05. Juni 2012

Es wird Zeit, meinen beiden Chefs von der Schwangerschaft zu berichten. Da ich über eine Zeitarbeitsfirma bei einem Kunden arbeite, muss ich gleich zwei davon über meine Schwangerschaft in Kenntnis setzen – meinen Vorgesetzten beim Kunden und meinen Ansprechpartner bei der Zeitarbeitsfirma.

Zuerst habe ich einen Termin bei dem Chef, von dem ich mir eine positive Reaktion erhoffe. Tatsächlich hat er vorbildlich reagiert:

„Ich freue mich für dich!", sagt er und strahlt. „Kinder sind etwas Tolles! Genieße die Zeit und nimm dir die Zeit, die du brauchst! Du darfst jederzeit wiederkommen, wann immer du willst. Ich freue mich, wenn du zurückkommst."

Herzlich, warmherzig, wertschätzend. Das ist ein Traum von einem Chef!

Im Anschluss habe ich den Termin beim anderen Chef. Seiner Begeisterung bin ich mir leider nicht sicher. Er deutete einmal an, dass er Frauen nicht gerne einstelle, denn wenn diese schwanger würden, dann habe er eine Stelle, die er nicht neu besetzen könne – oder so ähnlich. Begriffen habe ich es nicht. Verstanden habe ich nur, dass er mich nie eingestellt hätte. Nicht wegen meiner mangelnden Qualifikation, sondern wegen meines gebärfähigen Alters. Zum Glück war ich schon in der Firma, als er zu meinem Chef wurde. In dem Erstgespräch mit ihm habe ich bemerkt, dass er einen großen Vorteil und einen großen Nachteil hat.

Der Vorteil: Er sagt, was er denkt. Man weiß bei ihm, woran man ist.

Der Nachteil: Er sagt, was er denkt. Man weiß bei ihm, woran man ist.

Ich glaube, er ist eigentlich ein guter Kerl. Er mag es nur nicht, wenn ein Mitarbeiter ihm Arbeit macht. Von daher habe ich ein schlechtes Gewissen, weil ich ihn in die missliche Lage bringe, einen Ersatz für mich suchen zu müssen, wenngleich ich weiß, dass ich das nicht haben sollte, erst recht nicht bei der Kinderarmut in Deutschland. Doch es nützt nichts. Mein Bauch wächst langsam, ich muss es ihm sagen.

Ich nehme all meinen Mut zusammen und klopfe an seine Tür. Er bittet mich herein.

Ich darf mich setzen und versuche es mit Humor: „Erst gestern kam im Radio die Nachricht vom Nachwuchs- und Fachkräftemangel in Deutschland. Das ist ein ernst zu nehmendes Problem, dem ich entschieden entgegentrete: Ich erwarte im November Nachwuchs." Ich lächle.

Es entsteht eine Pause. Ich warte auf eine Reaktion.

Er schweigt.

Ich ergänze: „Das heißt konkret, dass ich ab ersten Oktober in Mutterschutz gehe. Ich möchte ein Jahr zu Hause bleiben und dann wieder arbeiten."

Pause. Ich schaue ihn an. Nichts passiert.

Ich warte. Ich habe nichts hinzuzufügen.

Ich überlege, ob er gleich umkippt, aber er sieht eigentlich gefasst aus.

Schließlich entweicht ein „Oh!" aus seinem Mund.

Immerhin.

Es folgt ein Schwall von Gedanken, die ihm gerade einfallen. Inhaltlich reichen diese von einem förmlichen „Ich freue mich für dich." über ein anerkennendes „Da hast du dir ja etwas vorgenommen." hin zu einem enttäuschten „Da merkt man als Arbeitgeber am eigenen Leib, dass es nachteilig ist, eine Frau einzustellen." Dann kehrt er wieder zurück zu einem halbherzig wirkenden „Das ist ja wirklich schön für dich." und hin zu seinem eigentlichen Problem: „Ich brauche Ersatz für dich."

Wie gesagt: Man weiß bei ihm, woran man ist.

Im Vergleich zu meinen anderen Chef schneidet dieser schlecht ab. Ich wünsche ihm noch viele schwangere Mitarbeiterinnen und gleichwohl Mitarbeiter, die Papa werden und lange in Elternzeit gehen. Ich wünsche es ihm in der Hoffnung, dass er mit jedem zeitweiligen Ausscheiden eines Mitarbeiters oder einer Mitarbeiterin ein Stück mehr Gelassenheit entwickelt. Ach, eigentlich wünsche ich meinem Chef, dass seine Frau schwanger wird! Das wäre das Beste überhaupt! Oder würde er dann auch für sie Ersatz suchen? Ach, lassen wir das.

08. Juni 2012
Felix hat uns ein Buch mit Vornamen mitgebracht. Wie viele schöne Mädchennamen und wie wenige schöne Jungennamen es gibt! Es ist schwierig, einen Namen auszuwählen. Nennen wir es: eine Herausforderung. Der Vorname muss einige Kriterien erfüllen:
1. Er muss zum Nachnamen passen. Das Kind wird den Nachnamen von Felix haben. Vor- und Nachname sollten dabei unterschiedliche Anfangs- und Endbuchstaben haben.
2. Der Vorname sollte schön melodisch sein, aber nicht unter den zehn beliebtesten Namen in Deutschland. Gefühlt jedes zehnte Kind heißt derzeit Emma, Emily oder Leonie. Schade eigentlich! Die Namen haben mir vor 15 Jahren schon gefallen, und da waren sie selten.
3. Der Name sollte bekannt und leicht zu schreiben sein, damit das Kind ihn nicht sein Leben lang wiederholen muss beim Sich-Vorstellen beziehungsweise buchstabieren muss am Telefon.
4. Idealerweise ist der Name international bekannt und auch im englisch-, französisch- und spanischsprachigen Raum auszusprechen (also nicht: Dörthe). Hier setzen wir die Weltoffenheit unseres Kindes voraus und gehen davon aus, dass es gerne reisen oder vielleicht sogar zeitweise im Ausland leben wird.
5. Der Name sollte eine vertretbare Bedeutung haben, zum Beispiel Max (= der Große), idealerweise eine Bedeutung, die

unsere guten Wünsche mitgibt, zum Beispiel Sophie (= die Weise); Namen mit fragwürdiger oder negativer Bedeutung scheiden aus.

6. Der Name sollte nicht unbedingt biblisch sein, weil wir beide nicht viel mit der Kirche am Hut haben. Wenn, dann mit einer positiven Figur belegt.
7. Das Kind darf natürlich keinen Namen eines Ex-Partners oder eines unsympathischen Bekannten oder Stars haben. Das ist die größte Einschränkung. Man kennt einige komische Leute.
8. Der Name sollte anderen Kindern keine Möglichkeit zum Hänseln geben, weil man ihn anders schreibt als ausspricht. Zum Beispiel Mike könnten Kinder „Mi-ke" aussprechen statt „Maik".
9. Der Name sollte die Vokale „a" und „e" oder „i" enthalten, damit er hell und freundlich klingt. Die Vokale „o" und „u" machen Namen düster. „Ulf" scheidet also aus.
10. Der Kurzname beziehungsweise Kosename sollte schön klingen, zum Beispiel Mia von Maria oder Jule von Juliane.
11. Der Name sollte uns beiden gefallen, und zwar langfristig. Viele Namen gefallen entweder Felix oder mir. Und selbst wenn sie mir heute gefallen, gefallen sie mir womöglich morgen oder in zwei Tagen nicht mehr.

Felix und ich haben schnell erkannt, dass unsere Vorstellungen, was Namen anbelangt, in großen Teilen gleich, aber in einigen entscheidenden unterschiedlich sind. Ich mag deutsch klingende Namen, Felix eher englische oder französisch auszusprechende Namen. Da ich kein Französisch kann und entsprechend französische Namen nicht auszusprechen weiß, geht das natürlich nicht! Ich will vermeiden, wie die Mutter des kleinen François zu enden, von der ich einmal gehört habe. Diese wollte ihren „Fran-zo-is" aus dem Kindergarten abholen, aber es gab da keinen „Franzois",

nur einen „Franzwoa". Diese Peinlichkeit würde ich mir gern ersparen!
Warten wir am besten, bis wir wissen, ob es ein Junge oder ein Mädchen wird. Dann sparen wir uns 50 Prozent der Diskussionen.

22. Juni 2012
Seit etwa drei Wochen spüre ich das Kind. Anfangs fühlte es sich so an, als ob sich ein Pups anbahnt, oder wie Verdauungsbeschwerden, nur vorne. Später machte es sich als Druck bemerkbar, an unterschiedlichen Stellen, und seit ein paar Tagen kann ich Bewegungen spüren, wobei ich nicht unterscheiden kann, was genau es da treibt. Aber es fühlt sich gut an und macht die Schwangerschaft realer.
Seit heute ist es sowieso real. Wir wissen jetzt, was es wird: Ein Mädchen, ein Mädchen, ein Mädchen! Ich freue mich riesig! Wir bekommen ein Mädchen! Der Ultraschall hat es uns heute gezeigt. Es wäre uns wirklich absolut total wurst-piep-egal gewesen, ob es ein Junge oder ein Mädchen wird. Doch definitiv zu wissen, was es wird, steigert die Vorfreude ungemein und macht die ganze Baby-Sache viel konkreter und greifbarer.
Es ist so schön. Wir erwarten eine kleine Prinzessin! Was man da alles erkennen kann auf dem Ultraschall ist der Hammer! Eine Technik – der Wahnsinn! Wir haben den Kopfumfang gemessen, den Bauchumfang, die Beinlänge, den Abstand zwischen Nase und Oberlippe und die Anzahl der Finger gezählt: fünf an jeder Hand, jawohl! Dann haben wir die Stellung der Füße angeschaut, die Anzahl der Herzkammern sowie die Anzahl der Gefäße der Nabelschnur betrachtet, außerdem das Vorhandensein der Leber und die Geschlechtsmerkmale. Hach, unser Mädchen! Ich hatte Tränen in den Augen vor Glück. So real wird es auf einmal!
So sehr wir uns auch freuen – es zeigt, dass auf die mütterliche Intuition heutzutage kein Verlass mehr ist. Oder ist die Seele des

Jungen in einem Mädchenkörper gelandet? Muss ich mir Gedanken machen, wenn sie nur mit Autos spielen will? Nein, Halt, gedankliches Stopp! Ich muss diesen Gedanken endlich von mir weisen!
Ich habe dann gleich eine E-Mail an Verwandte und Freunde geschickt mit der frohen Kunde, dass es ein Mädchen wird. Meine Cousine Pia hat auch sogleich geantwortet: „Ich hab gewusst, dass es ein Mädchen wird!" Sie teilt mir ihre Freude und Namensvorschläge mit: Emilie, Emma, Leila, Daya.
Ja, schön sind die Namen, aber sie weiß hoffentlich, dass *wir* einen Namen aussuchen, oder? Aber sie wäre bestimmt stolz, wenn wir einen ihrer Vorschläge nehmen würden.

25. Juni 2012
Ich habe langsam angefangen, vereinzelten, auserwählten, vertrauenswürdigen Kollegen von der Schwangerschaft zu berichten. Ich erzähle dann entweder, dass ich bald nicht mehr Projektmanagerin bin, sondern Familienmanagerin, oder ich sage: „Ich wechsle in die Schönheitsproduktion. Es wird ein Mädchen." Bei den Begriffsstutzigen streichle ich dann zusätzlich noch über meinen Bauch. Dann erhellen sich die Gesichter. Die Kollegen strahlen und gratulieren mir.
Alle meinten bisher ausnahmslos, ihnen wäre gar nichts aufgefallen. Mein Bauch sei noch nicht zu sehen.
Das liegt an den weiten Blusen. Da kann man noch einige Zeit unerkannt bleiben, solange der Bauchumfang kleiner als der Brustumfang ist. Mein Bauchumfang beträgt jetzt etwa 85 Zentimeter. Ausgangspunkt waren 65 Zentimeter. Meine Mutter meinte, 85 Zentimeter seien viel. So viel hätte sie in der letzten Schwangerschaftswoche mit mir gehabt. Ich bin jetzt erst im fünften Monat!
Für mich fühlt es sich auch schon riesig an. Krümel landen mittlerweile auf meinem Bauch statt auf dem Fußboden. Beim Baden

schauen seit Kurzem nicht nur die Brust und wahlweise Füße oder Knie aus dem Wasser, sondern auch der Bauch. Das ist neu für mich.

Einmal habe ich mir beim Kochen den unteren Bauch vollgespritzt und bin den ganzen Tag damit herumgelaufen, weil ich es nicht gesehen habe. Seither ziehe ich nach dem Kochen immer mein T-Shirt zur Kontrolle nach vorne, weil ich um den Bauch nicht herum gucken kann.

Meine Füße sind auch aus meinem Blickfeld verschwunden, wenn ich mich gerade hinstelle. Kann aber auch an den kleinen Füßen liegen.

Meine Hosen sind mir schon lange zu eng. Endlich habe ich mir Schwangerschaftshosen zugelegt – was für ein Segen! Übergangsweise hatte ich aus der Not heraus den Hosenstall offen gelassen und ein Gummiband vom Knopf durch das Knopfloch wieder zurück zum Knopf gezogen, damit der Knopf nicht nach vorne weg steht. Darüber eine lange Bluse, fertig. Aber auf Dauer ist das nichts. Man muss immer Acht geben, dass die Bluse nicht verrutscht beim Sitzen oder Aufstehen, damit niemand den offenen Hosenstall und das Provisorium mit dem Gummiband sieht. Ich frage mich, ob das andere Schwangere auch machen oder ob ich die Einzige bin, die so hemdsärmlig mit offenem Hosenstall außer Haus gegangen ist.

Ich war schon vor Wochen in einer Boutique für Schwangerschaftsmoden, um nach einem Kleid für Almas Hochzeit zu suchen. Dabei habe ich mir die Preise der Umstandshosen angeschaut und entsetzt festgestellt, dass ich diese Preise nicht einmal für eine normale Hose zu zahlen bereit wäre, die ich wesentlich länger tragen könnte als eine Schwangerschaftshose. Selbst wenn man vier Schwangerschaften zusammenrechnet (Felix will vier Kinder), lohnt sich das nicht! Aber in einem anderen Laden habe ich dann doch noch ein stimmiges Preis-Nutzung-Verhältnis gefunden.

Das mit den vier Kindern ist übrigens noch nicht ausdiskutiert! Eins kann ich mir mittlerweile sehr gut vorstellen: Unsere kleine Prinzessin, hach! Für ein zweites Kind (ein kleiner Prinz?) reicht meine Fantasie auch noch. Ab dem dritten Kind wird es aber kritisch. Da fühle ich mich schon jetzt überfordert, wenn ich nur daran denke! Ich sage dann immer zu Felix: „Lass uns bitte erst einmal das erste Kind abwarten!"
Woher soll ich auch im Vorfeld wissen, wie ich mit dem Kind zurechtkomme? Ich habe keine Erfahrung mit Kindern – nur selber als Kind mit Gleichaltrigen, aber das zähle ich nicht dazu. Keine Geschwister, nur ältere Nachbarskinder, Verwandtschaft weit weg. Unter den gegebenen Umständen kann ich nichts versprechen.

26. Juni 2012
Ich wurde heute auf einer Treppe von einer Oma überholt! Das ist ja wohl die Höhe! Früher bin ich stets zwei Treppenstufen auf einmal gegangen und war immer von allen Leuten die Schnellste. Selbst Menschen, die auf der Rolltreppe nach oben gegangen sind, habe ich auf einer normalen Treppe daneben überholt. Da war ich ehrgeizig! Eine Stufe zu gehen war mir zu langsam und zu langweilig.
Und jetzt? Jetzt ist schon ein einziges Stockwerk eine schier unüberwindbare Hürde für mich. Ich krieche förmlich dahin, Stufe für Stufe. Am liebsten würde ich auf allen Vieren hochkrabbeln. Für den Aufzug bin ich immer noch zu ambitioniert, aber das bereue ich jedes Mal aufs Neue. Nach dem ersten Stockwerk bin ich nämlich so aus der Puste, dass ich am liebsten stehen bleiben und eine Pause machen würde. Aber das ist mir zu peinlich. Also ringe ich mich immer wieder dazu durch, wenigstens langsam, ganz langsam, weiter zu gehen. Dabei ist es heute passiert. Diese blöde, hinkende Oma mit ihrem Krückstock! Dass andere Leute mich überholen, musste ich schon seit ein paar Wochen hinnehmen,

aber eine Oma war bisher noch nicht dabei. Wie erniedrigend! Es muss mit der Schwangerschaft zu tun haben, aber ich verstehe es nicht. Mein Bauch ist ein bisschen gewachsen, aber mein Gewicht ist gleich geblieben. Woran liegt das also?

Nicht nur treppauf, auch beim normalen Spazierengehen bin ich lahm geworden. Früher sind Felix und ich gerne in die Berge zum Wandern gegangen. Nun macht es ihm keinen Spaß mehr mit mir. Ich brauche alle Viertelstunde eine Pause, muss etwas essen und verschnaufen. Letztes Wochenende haben wir eine nette Wanderung um einen Stausee herausgesucht, wo es schön geradeaus geht, statt bergauf wie sonst. Das war leider auch nicht besser. „Jetzt gehen wir schon nur noch geradeaus und du hängst immer noch hinterher und keuchst wie ein Walross!", durfte ich mir anhören. Ja was kann ich denn dafür? Er ist daran genauso schuld wie ich!

In der Arbeit war ich immer der Wirbelwind, der durch die Gänge geflitzt ist. Eine Minute habe ich einmal quer durch die ganze Firma gebraucht. Jetzt brauche ich fünf! Die erste Zeit bin ich daher immer zu spät gekommen, aus alter Gewohnheit, erst kurz vor Beginn des Meetings loszugehen.

Doch das ist noch nicht alles! Im Meeting musste ich schon zweimal beim normalen Sprechen Pause machen und Luft holen. Ich war außer Puste vom Sprechen! Das ist nicht normal!

Dazu noch die Vergesslichkeit! Ich war bei einer Freundin eingeladen und hatte versprochen, zwei Kräuterbaguettes mitzubringen. Bin nach der Arbeit schnell in den Supermarkt, habe die Baguettes gekauft, den Geldbeutel wieder eingesteckt, die Baguettes an der Kasse liegen lassen und bin zur Freundin gefahren. Es ist ein unbeschreibliches Gefühl, wenn man das einzige, was man gekauft hat, an der Kasse liegen lässt und es erst eine halbe Stunde später merkt!

Wenigstens hatte ich gleich einen Aufhänger, um der Freundin die frohe Kunde meiner Schwangerschaft zu überbringen: Meine

Erklärung für die liegengelassenen Baguettes endete damit, dass das wohl diese Schwangerschaftsdemenz sei, von der immer alle redeten – und damit waren dann auch die fehlenden Baguettes verziehen.
Alma erzählte mir später, dass das eine harmlose Variante der Schwangerschaftsdemenz sei. Eine Freundin von ihr habe in der Schwangerschaft einmal vergessen, dass sie mit ihrer Mutter telefoniert habe. Nicht der Inhalt des Gesprächs, sondern das Telefonat an sich sei völlig ausgelöscht gewesen. Oh Gott, was kommt da noch auf mich zu?

02. Juli 2012
Gestern war es soweit: Wir sind in unsere erste gemeinsame Wohnung gezogen. Meine Eltern und der Papa von Felix sind extra gekommen, um uns zu helfen. Seine Mama blieb wegen einer Grippe zu Hause. Sein Vater hat uns ein Geschenk mitgebracht: das alte Gitterbettchen, in dem Felix als Kind geschlafen hat. Wir müssen also keines kaufen. Da geht mein Mamaherz gleich auf! Wie schön, unser Töchterchen darf in dem alten Bettchen ihres Papas schlafen, dem Bett, in dem er als Baby lag, von schönen Dingen geträumt und mit Teddybären gekuschelt hat. Dazu haben wir das erste Jäckchen und Mützchen von Felix bekommen. Wie süß! Wie winzig! Ich bin hin und weg! Meine Eltern erinnerten sich daran, dass sie auch noch mein erstes Jäckchen daheim haben. Sie werden es uns beim nächsten Besuch mitbringen. Oh wie schön! Ich schwebe im Mamahimmel.
Beim Umzug durfte ich keine einzige Kiste schleppen. Nur die leichten Sachen. Anweisung vom zukünftigen Papa aus Angst vor einer Fehlgeburt. Seine Ich-kann-es-nicht-mit-ansehen-!-Grenze liegt bei fünf Kilogramm. Die hat er irgendwo gelesen und übernommen. Ich habe in verschiedenen Foren von einer Zehn-Kilo-Grenze gelesen und von einigen Mamas, die selbst diese Grenze ignorierten, weil sie ältere Kleinkinder haben, die sie gelegentlich

tragen müssen – und keine hat von einer Fehlgeburt berichtet, höchstens einmal von Ziehen im Bauch. Trotz meiner Recherche bleibt Felix besorgt. Geringe Wahrscheinlichkeiten und Erfahrungsberichte Einzelner überzeugen ihn nicht. Hier braucht er absolute Sicherheit! Wenn keine einzige Frau weltweit aufgrund des Hebens schwerer Lasten eine Fehlgeburt hätte, dann dürfte ich auch schwere Lasten tragen. Sonst nicht. Jegliche eventuelle Gefährdung unseres süßen Töchterchens ist zu vermeiden!

Ich bin im Gegensatz zu Felix recht pragmatisch, sorglos und optimistisch veranlagt. Solange ich mich gut fühle, sehe ich keinen Grund zur Beunruhigung. Ich habe es daher immer so gehalten, dass ich nur in seiner Anwesenheit die Fünf-Kilo-Grenze akzeptiert habe. Doch er kam natürlich dahinter, dass nicht meine Einsicht, sondern seine Anwesenheit der verhaltensbestimmende Faktor ist, was immer wieder die Diskussion um die Sinnhaftigkeit der Fünf-Kilo-Grenze entfacht hat.

Irgendwann habe ich begriffen, dass es nicht um fünf Kilo geht, sondern darum, dass Felix sich hilflos und ausgeliefert fühlt. Das Baby ist in meinem Bauch und ich allein habe es in der Hand, es zu gefährden oder zu beschützen. Er kann nichts tun, um unsere Tochter zu schützen. Von da an habe ich die irgendwo gelesene Fünf-Kilo-Grenze akzeptiert, um ihn von dem Gefühl der Machtlosigkeit zu entbinden. Ich verzichte nun darauf, Dinge zu tragen, die deutlich schwerer als fünf Kilo sind, beispielsweise ein Sechserpack Wasser zu je eineinhalb Litern.

Ein großer Teil der Konflikte ist damit gelöst. Felix und ich streiten uns aber nach wie vor um Gegenstände, die sich in Grenznähe um die fünf Kilo herum bewegen. Die Fünf-Kilo-Grenze von Felix basiert nämlich auf von ihm geschätzten fünf Kilogramm, was einem realen Wert von 4,7 Kilogramm entspricht. Ich weiß das genau, weil wir einmal einen Gegenstand gewogen haben, den ich tragen wollte (mit dem Argument, er sei leichter als fünf Kilo), und er wollte mir das verbieten (mit dem Argument, er sei schwerer als fünf Kilo). 4,7 Kilogramm zeigte die Waage an. Ich durfte also – dank des Wiegens.

Beim Umzug konnten wir natürlich nicht jeden grenzwertigen Gegenstand wiegen. Ich trug also das, was ich für fünf Kilo schwer oder leichter hielt. Manchmal habe ich mir einen bösen Blick von Felix eingefangen, wenn etwas schwerer aussah und für sein Gefühl die heilige, strikt einzuhaltende Fünf-Kilo-Grenze überschritt. Dann kam er mit zusammengezogenen Augenbrauen auf mich zu, nahm mir den Gegenstand wortlos aus der Hand, prüfte sein Gewicht, und je nach seinem Gefühl gab er ihn mir entweder wieder oder behielt ihn und trug ihn selbst zum Auto. Das dabei aufkeimende Gefühl, bevormundet zu werden, schluckte ich herunter und sagte mir immer wieder, dass er das aus Vaterliebe und Sorge um unser Kind tut.

Heute und morgen habe ich mir freigenommen, um noch ein paar Kisten auszuräumen. Es ist noch überall Chaos! Trotzdem ist die Wohnung immer noch zum Verlieben schön.
Nur eine Sache ist gewöhnungsbedürftig: die Größe der Wohnung! Wenn Felix in einem anderen Zimmer ist und mit mir spricht, verstehe ich seine Worte nicht, muss erst einmal in den Flur gehen und stelle immer die gleichen Fragen: „Was hast du gesagt? Wo bist du?" Das war in meinem Ein-Zimmer-Appartement einfacher.

6. Monat

13. Juli 2012

Wir haben einen Namen für unsere Tochter gefunden. Zuvor hatten wir schon etliche Tage über Namen diskutiert und zwei Namensbücher von vorne bis hinten durchgelesen. Doch die Vorschläge des einen haben dem anderen missfallen und umgekehrt. Nur diesen Namen fanden wir beide auf Anhieb schön: Finja.

Wir wollen keine Emma, Marie oder Emilie, auch wenn die Namen wirklich schön sind. Schade, dass sie gerade jetzt so boomen. Aber es nützt nichts. Ich will mein Kind nicht auf dem Spielplatz rufen und zehn weitere drehen sich nach mir um.

Der Name Finja erfüllt jedenfalls unsere wichtigsten Voraussetzungen: Er ist hierzulande eher selten (zumindest kennen wir niemanden, der so heißt) und hat eine nette Bedeutung. Je nach Ableitung des Namens heißt Finja entweder „blond, hell, weiß" oder „rothaarig, fuchsrot". Da wir Eltern beide von Natur aus blond sind und somit ein blondes Kind erwarten, würde der Name passen. Ich frage mich natürlich, ob dieser Name zu unserer Tochter passt, wenn wir sie das erste Mal sehen.

Hoffentlich.

Finja klingt schön melodisch. Dahinter steckt sicher ein warmherziger Charakter. Außerdem ist eine Finja bestimmt selbstbewusst und bildhübsch. Ein toller Name ist das. Ich bin stolz auf unsere Wahl.

Doch trotz aller Vorfreude, die ich gerade verspüre, sind wir uns darüber einig, dass wir den Namen niemandem vor der Geburt verraten wollen. Wie oft habe ich schon werdende Eltern erlebt, die den zukünftigen Namen ihres Kindes vorab verraten haben und die dann ungebetene Kritik zu hören bekommen haben. „Ihr wollt ihn Paul nennen? Das ist aber altmodisch! Wollt ihr euch das nicht noch einmal überlegen?"

Nee, danke! Das passiert uns nicht! Wir verraten ihn erst nach der Geburt. Da traut sich niemand mehr, ihn zu kritisieren, denn dann ist der Name gesetzt!

15. Juli 2012

Seit ein paar Tagen kann ich die Bewegungen unserer süßen Tochter außen am Bauch fühlen. Auch Felix als stolzer Papa kann sie nun spüren. Wenn sie sich rechts und links gleichzeitig bewegt, spüre ich zum ersten Mal ihre Größe, die ich bisher nur vom Ausmessen bei der Frauenärztin kenne. Ich finde, sie ist schon groß und kräftig. Ich kann drei verschiedene Arten von Bewegung unterscheiden:

1. Wenn die Kleine sich mit ihrem Popo auf meine Blase setzt – so stelle ich es mir zumindest vor. „Ich muss mal! Jetzt!", lautet dann mein Hilferuf an Felix, als ob er eine Toilette oder einen genügend großen Busch samt Menschenleere herbeizaubern könnte. Kann er nicht. Ich habe dann das Gefühl, gleich zu platzen. Die reinste Qual! Statt der erwarteten Wassermassen kommen dann aber immer nur wenige Tropfen.

   Wenn ich keine Möglichkeit habe, mich gesittet zu erleichtern, so verschwindet das quälende Gefühl nach etwa ein bis zwei Minuten von selbst wieder. Sanftes Drücken von unten gegen den Bauch unterstützt den Prozess. Unsere Kleine rückt dann ihren Popo wieder woandershin.

2. Wenn unsere Tochter „mit dem Kopf durch die Wand" will. Da liegt sie irgendwie unbequem. Bei mir drückt und kneift es dann irgendwo. Anscheinend ist das für sie aber genauso unangenehm wie für mich, denn dieses Kneifen ist immer nur kurz und selten zu spüren. Bald legt sie sich wieder bequem hin.

3. Wenn die Kleine tritt oder boxt. (Ich kann nicht unterscheiden, ob es ihre Füße oder Hände sind.) Das ist die angenehmste und häufigste Bewegung, die ich spüre. Es zeigt mir, dass unsere Tochter munter ist. Ich sage dann immer zu Felix: „Unsere Kleine ist wieder wach." Daraufhin berührt Felix in freudiger Erwartung meinen Bauch. Meistens legt er seine Hand an die falsche Stelle. Ich rücke sie dann dahin, wo die

Bewegung spürbar ist. Dort drückt er dann mit seiner Hand dagegen, um mit der Kleinen zu „spielen" – oft drückt sie zurück.

Morgens, wenn ich aufwache und mich noch einmal umdrehe, wird unsere Tochter davon wach. Immer nach dem Umdrehen bewegt sie sich auch. Guten Morgen, liebste Tochter!

21. Juli 2012
Ich bin die einzige Schwangere auf der Welt! In der Arbeit bin ich die Einzige unter etwa 1000 Mitarbeitern. Wobei ich der Fairness halber zugeben muss, dass ich in einem männerdominierten Unternehmen arbeite und die Männer bekanntlich nicht schwanger werden können. Aber auch in den Straßen morgens vor und abends nach der Arbeit sehe ich keine anderen Schwangeren – nur gelegentlich einzelne Mütter, aber sehr selten. Wo sind nur alle? Bin ich wie das letzte Einhorn ganz allein auf der Welt? Bin ich die letzte Schwangere?

Heute hatten wir zehnjähriges Abiturtreffen. Auch hier bin ich die einzige Schwangere von 100 Leuten meines Jahrgangs. Wenige haben schon Kinder, aber Schwangere sind keine dabei. In der ersten Runde, zu der ich mich geselle, nehmen die ehemaligen Klassenkameraden entsetzt von meiner Schwangerschaft Notiz und treffen als allererstes die Aussage, dass Kinder nichts für sie seien. So erübrigt sich dann mein Herzblutgesprächsthema: mein Leben, wie es sich gerade verändert, wie der Bauch wächst, welche Schwangerschaftsbeschwerden ich meistern muss, wie ich die Kleine spüre, wie mir die Frauenärztin einreden will, ich müsse all mein Geld in Vorsorgeuntersuchungen stecken, welche unangebrachten Aussagen der Chef macht, wie liebevoll der zukünftige Papa mit Leib und Seele dabei ist, wie sich meine Eltern freuen, ... Nein, damit können sie nichts anfangen. Es geht also um sie, um die kinderlosen Anderen, um das Ende des Studiums, um den ersten Job und bis zu ihrer gedanklichen Grenze, nämlich wer von unserem Jahrgang schon verheiratet ist.

Nach zwei Stunden trete ich aus der Runde der Langzeitstudenten und Nicht-an-Kinder-Denkenden aus und geselle mich in die Runde der Kinderreichen, Kinder-Liebenden und Kinder-Wollenden. Sie empfangen mich herzlich und fragen mich interessiert aus. Da geht mein Herz auf! Eine werdende Mama hat viel zu erzählen! Ja, es wird ein Mädchen. Ich zeige die ersten Ultraschallbilder reihum und genieße die Verzückung, die sie hervorbringen. Ja, süß, das finde ich auch! Ja, wir haben schon einen Namen, aber seid mir bitte nicht böse, wir wollen ihn bis zur Geburt geheim halten. Ich ernte Verständnis.

Dann geht die Diskussion über schöne Namen los. Amelie, Emma, Lea, Mia und Marie sind allseits beliebt. Die Namensdiskussion hat gefühlt immer etwas von Vorschlägen und dem Versuch, den gewählten Namen zu erraten. Ich muss mich zusammenreißen, um nichts zu sagen, was einen Hinweis darauf geben würde, ob mir der Name gefällt und ob sie nahe dran sind. Nach einer Weile gehen die Namensvorschläge in Lästern über. „Ich wollte meinen Sohn gerne Louie nennen, aber dann ist mir eingefallen, dass der Affe aus dem Dschungelbuch King Louie heißt, und das geht gar nicht", sagt die eine Mama schmunzelnd.

„Nein!", kreischt eine andere Mama lachend.

„Ja, oder Jaqueline oder Stella, das geht auch gar nicht!", entrüstet sich ein Papa.

Ich nicke ihm höflich zu.

„Ich fand Finja immer sehr schön", sagt ein anderer Papa.

Ich bekomme große Augen, halte mich aber zurück, etwas zu sagen.

Er fährt fort: „Aber ich habe eine Bekannte, die einen ganz dämlichen Hund hat, und der heißt Finja! Daher schied der Name dann doch aus."

„Mein Wellensittich heißt auch Finja!", prustet eine andere aus der Runde los. Beide lachen laut und ausgiebig.
Ich könnte heulen! Ich bin im falschen Film! Jetzt hab ich ihnen schon den Namen verheimlicht, und trotzdem lästern sie darüber! Die können einem das echt vermiesen! Brauchen wir jetzt einen neuen Namen? Bleibt mir noch die Wahl zu sagen: Ich nenne sie trotzdem Finja!? Ich kann nichts dafür, dass irgendwelche Leute ihren Tieren denkbar unpassende Namen gegeben haben ... Pah! Ich überlege ernsthaft, die Veranstaltung wortlos zu verlassen. Doch eigentlich will ich bleiben. Ich habe die Leute lange nicht gesehen und würde gerne mehr über ihr derzeitiges Leben erfahren. Ich beschließe also, am Tisch der Mamas und Papas zu bleiben und mir nichts anmerken zu lassen. Das Geläster geht noch eine Weile weiter, erstreckt sich aber über Namen, die für uns nie in Frage gekommen wären.
Bald dreht sich das Gespräch um das Thema Elternzeit. Ein Papa war nach der Geburt seines Sohnes zusammen mit seiner Frau ein Jahr daheimgeblieben. Sie wohnen in einer Wohnung im Haus ihrer Eltern, müssen also anscheinend keine oder nur sehr wenig Miete bezahlen. So erkläre ich mir zumindest, wie sie es sich leisten konnten, beide ein Jahr daheimzubleiben. Aus meiner Sicht purer Luxus, aber sehr erstrebenswert!
„Was ist denn aus deiner Sicht ein schöner Zeitraum für den Vater, um daheimzubleiben?", will ich von ihm wissen.
„Ein halbes Jahr ist es toll, aber das reicht eigentlich aus. Ein Jahr kam mir sehr lang vor", meint er. Mittlerweile arbeitet er wieder.
„Wer von euch hat es denn jetzt schwerer, wo du wieder arbeitest: du oder deine Frau?", frage ich.
Er überlegt kurz und antwortet: „Meine Frau."
Das überrascht mich. Hatte ich doch erwartet, dass er sagt, er habe es schwerer, da er jetzt wieder arbeiten müsse, dadurch weniger Zeit für die Familie habe und sowohl Job als auch Familie gerecht werden müsse.

Doch er erklärt es folgendermaßen: „Meine Frau hat es deswegen schwerer, weil sie jetzt das alleine tun muss, was wir uns vorher geteilt haben."

Welch bewundernswerte Einstellung für einen Mann! Ich ahne, dass er es genau zu schätzen weiß, was seine Frau daheim jeden Tag leistet. Oh, ich wünsche mir, dass mein Schatz auch lange daheimbleibt!

Wieder zu Hause angekommen erzähle ich Felix von den Erfahrungen zur Elternzeit. Felix ist skeptisch: „Man kann das nicht eins zu eins auf uns übertragen. Ich will meinen eigenen Weg finden."

„Aha." Wie auch immer der aussehen mag.

„Ein halbes Jahr daheimzubleiben ist schon finanziell ausgeschlossen", stellt er fest.

„Wieso?" Ich bin verwirrt. „Jeder von uns hat etwas angespart. Das können wir jetzt in die Familie investieren."

Doch Felix protestiert: „Kommt gar nicht infrage! Ich habe das Geld nicht angespart, um es wieder auszugeben, zumindest nicht dafür. Ich will irgendwann einmal ein Grundstück kaufen und ein hübsches Haus darauf bauen."

„Ein Haus?" Na toll! Ein Papa, der nie, nie, nie zu Hause ist, weil er arbeiten gehen muss, um einen Kredit abzubezahlen. Das habe ich mir anders vorgestellt.

Doch ich hatte so etwas schon geahnt, da Felix seit dem positiven Schwangerschaftstest immer wieder im Internet nach Grundstücken recherchiert hat, die übrigens preislich gesehen alle jenseits von Gut und Böse lagen. Doch sein Nestbautrieb hatte sofort eingesetzt, und dem ist er machtlos ausgeliefert. Er ist besessen von der Vorstellung, dass wir sofort ein ansehnliches Haus brauchen. Oder zumindest sehr bald.

Ich weise ihn darauf hin, dass ein Kredit mit dem bisschen Angesparten Unsinn ist. Doch erst als ich ihm vorrechne, dass wir mit dem derzeit vorhandenen Geld mindestens zehn Jahre lang nur

die Zinsen bezahlen, statt den eigentlichen Kredit zu tilgen, dämmert es ihm: „Wir müssen noch mehr ansparen!"
Oh man!
Wenigstens ist das Thema Haus damit erst einmal vom Tisch. Nicht jedoch das Thema Elternzeit. Zu sparen und lange Elternzeit zu nehmen verträgt sich nicht.
Heute finden wir keine Lösung mehr. Aber wir haben noch Zeit.

23. Juli 2012

Das Thema Elternzeit beschäftigt uns seit Tagen. Einig sind wir uns darüber, dass ich das erste Jahr daheimbleibe wegen des Stillens. Das ist aber auch alles. Uneinig sind wir uns über Felix' Rolle im ersten Jahr sowie über unsere beiden Rollen in den darauf folgenden Jahren. Wir haben uns erst einmal auf die Diskussion über das erste Jahr beschränkt, denn zum jetzigen Zeitpunkt darüber hinausblicken zu wollen ist utopisch und schürt unnötige Konflikte.
Am allerliebsten hätte ich es, dass Felix ein Jahr ab der Geburt komplett zu Hause bleibt und wir als Familie richtig schön zusammenwachsen. Wenn das nicht geht, hätte ich am zweitliebsten, dass Felix wenigstens ein halbes Jahr daheimbleibt. Mindestens aber fordere ich zwei Monate ab Geburt. Zwei Monate würde er auch Elterngeld bekommen.
Felix findet die Vorstellung generell schön, ein Jahr zu Hause zu bleiben, doch sieht er aus finanziellen Gründen nicht die Möglichkeit, mehr als zwei Monate daheimzubleiben – ohne an unser Erspartes zu gehen. Zwei Monate Elternzeit für ihn könnten wir uns zwar leisten, aber dass da seine Chefin ohne Weiteres mitmacht, kann er sich nicht vorstellen. Soweit ich gehört habe, hat er Kündigungsschutz, wenn er in Elternzeit geht. Aber das müssen wir noch einmal genauer nachlesen.
Ich weiß endlich auch wo: Beim BmFSFJ, dem Bundesministerium für Familie, Senioren, Frauen und Jugend. (Was für eine

Kombination! Gibt es auch ein Ministerium für Männer, Kinder und Alleinstehende?) Die bisherigen, teils widersprüchlichen Informationen hatte ich aus Zeitschriften und Büchern, doch immer blieb die Frage nach der Aktualität offen und woher denn die offizielle Regelung kam. Jetzt habe ich die Ursprungsquelle ausfindig gemacht. Das muss man wissen!

Es gibt also eine Broschüre vom BmFSFJ über Elternzeit und Elterngeld, die wir uns besorgen und vermutlich intensiv studieren müssen, um auf Basis aller notwendigen Informationen eine fundierte Entscheidung treffen zu können.

Für den Fall, dass Felix vor Kündigung geschützt ist, möchte er aber auch nicht im Winter Elternzeit nehmen, sondern im darauffolgenden Sommer. Soweit sein Vorschlag. Aber das geht gar nicht für mich. Ich brauche Hilfe gerade in der ersten Zeit nach der Geburt. Ich habe doch keine Ahnung von Babys!

24. Juli 2012

Wir waren insgesamt zweimal bei der Hebamme in meiner Frauenarztpraxis, und der zweite Termin bei ihr war ebenso furchtbar wie der erste: „Welche Vorsorgeuntersuchungen wollen Sie zusätzlich machen lassen? Haben Sie denn schon die PH-Handschuhe besorgt? Die müssen Sie besorgen!"

Es nervt. Also haben wir uns aufgerafft, eine vertrauensvolle Hebamme in der Nähe zu suchen, die sowohl die weitere Vorsorge als auch die Nachsorge nach der Geburt übernimmt, die unserem Denken näher ist und die weniger an unserem Geldbeutel interessiert ist.

Wir haben eine gefunden! Heute war sie das erste Mal bei uns. Ich war erst irritiert, dass sie zu uns kommen möchte statt dass ich zu ihr komme, wie ich es von Arztbesuchen her kenne und von der Hebamme in der Frauenarztpraxis. Doch das ist üblich, habe ich gelernt. Anscheinend hat sie auch keine Praxis, sondern macht ausschließlich Hausbesuche, wie die meisten Hebammen. Das ist

neu für mich, aber irgendwie schöner Luxus. Für die Nachsorge nach der Geburt ist das aber wahrscheinlich kein Luxus mehr, sondern pure Notwendigkeit.
Unsere Hebamme jedenfalls ist in erster Linie pragmatisch und sachlich. Genau die Richtige für uns! Es tut gut, jemanden zu haben, der sich auskennt und uns aufklärt statt uns Angst zu machen und uns Geld aus der Tasche zu ziehen. Jemanden, den man alles fragen kann und von dem man eine sachliche, ausführliche Antwort erhält, ohne dass man demjenigen alles aus der Nase ziehen muss.
Die Hebamme ist ebenso gelassen wie wir, was die Vorsorgeuntersuchungen betrifft. Sie erklärt, was aus welchen Gründen sinnvoll wäre und was nicht. Sie lässt uns die Entscheidung treffen, ob wir ihrem Rat folgen wollen, und bleibt neutral, wenn wir es nicht tun. Und das Beste: Sie will uns keine PH-Handschuhe andrehen, mit denen ich täglich meinen PH-Wert untersuchen soll. Ehrlich, diese Handschuhe gehen mir auf den Senkel! Mein ganzes Leben lang war mein PH-Wert in Ordnung – wieso sollte sich das jetzt ändern?
Ich bin sehr zufrieden mit unserer Wahl. Wobei die Auswahlmöglichkeit zugegebenermaßen sehr begrenzt war, da die Hebammen ortsbezogen arbeiten und einer anderen Hebamme aus dem Nachbarort, die ich zuerst ausfindig gemacht hatte, die Anreise zu weit war. Wenn man es genau nimmt, war es also Glück. Aber das ist ok für mich.

29. Juli 2012
Alma hat gestern kirchlich geheiratet. Ich habe mir extra ein Kleid gekauft, in das der Bauch hineinpasst. Für Alma tue ich das gerne. Außerdem steht mir das Kleid unheimlich gut.
Alma hat wahnsinnig viele Freunde mit Kindern. Ich habe selten so viele Kinder auf einen Haufen gesehen. Alma scheint Freunde mit Kindern zu sammeln.

Ein Elternpaar ist sogar mit seinem sechs Wochen alten Baby angereist. Keine Ahnung, ob ich mit so einem kleinen Würmchen auf eine so große Feier gehen würde. Vermutlich nicht. Ich bin wahrscheinlich die ersten sechs Monate überfordert. Keine Ahnung, wie man in dieser Zeit das Haus auch nur für einen Einkauf verlassen soll. Am besten vorher alles besorgen. Horten, horten, horten, ist meine Devise.

Die Feier war sehr emotional und liebevoll bis ins Detail. Genau so hatte ich es bei dem Brautpaar erwartet. Sie sind ein echtes Traumpaar. Herzlich bis in die letzte Pore! Egal, was sie sagen, sie sprechen in Liebe zu allem und jedem. Bewundernswert.

Almas Papa hingegen ist da eine Spur ruppiger. Er hat als Brautvater in seiner Rede gefühlt siebzehn Mal darauf hingewiesen, dass er sich dringlichst Enkelkinder wünscht. Die bekommt er sicher auch bald, aber er wird sich noch mindestens neun Monate gedulden müssen, vielleicht auch etwas länger. Bin ich froh, dass meine Eltern mich nie gedrängt haben!

Wir haben gegen Mitternacht völlig fertig die traumhafte Feier verlassen (ich bin jetzt immer am frühen Abend schon müde!) und sind ins Hotelzimmer schlafen gegangen. Am Morgen nach der Feier und dem gemeinsamen Frühstück mit allen anderen Hochzeitsgästen sind Felix und ich als erste in Richtung Rezeption gegangen. Wir durchquerten dabei den Frühstücksraum. Da lag es: das sechs Wochen alte Baby. Es schlief friedlich in seinem Körbchen. Weit und breit keine Eltern in Sicht. Auch sonst niemand. Sie packten wohl gerade ihre Sachen zusammen. Ich war schockiert! Was, wenn jemand das Baby einfach mitgenommen hätte? Ein Kind kann man immer brauchen, das arbeitet gerne in Kohlegruben oder verkauft Taschentücher an Touristen ... Ok, wir sind in Deutschland, da rechnet man nicht mit Kindesentführung, man vertraut einander. Doch ein hilfloses Kind einfach liegen zu lassen, kann ich mir nicht vorstellen! Wir setzten uns zu ihm und betrachteten es in seinem Schlaf. Da wachte es auch

schon auf und begann, herzzerreißend zu schreien. Am liebsten wollte ich es herausholen, doch wie hält man so ein kleines, zerbrechliches Wesen? Ich versuchte, es zu beruhigen, streichelte es und legte meine Hand auf seinen Bauch. Doch es schrie weiter. Es wollte auf den Arm, ich spürte es. Doch darf ich ein fremdes Kind einfach auf den Arm nehmen? Wenn die Mutter reinkäme, könnte sie dann auf mich sauer sein, weil ich ihr Kind unfachmännisch im Arm habe? Ich traute mich nicht, es herauszunehmen, doch es weinte immer lauter. Nach einer gefühlten Ewigkeit kam eine Freundin der Mutter herein. Sie ist selber Mutter und deutlich sicherer in allem. Sie nahm das Kind sofort auf den Arm und wiegte es hin und her. Augenblicklich beruhigte es sich.
Mein ursprünglicher Gedanke war also richtig: Es wollte raus, es wollte Körperkontakt. Toll! Wenn ich das bei einem fremden Baby schon weiß, dann spüre ich das bestimmt auch bei meinem Kind später! Nur dass ich es nicht alleine irgendwo liegen lassen könnte. Aus Angst, dass mir jemand das wegnimmt, was ich gerade erst bekommen habe – also wenn ich es dann bekommen habe.

30. Juli 2012

Ich habe letzte Woche beschlossen, in der Arbeit offensiv meine Schwangerschaft zu zeigen. Einzelne Kollegen wissen es schon. Eigentlich habe ich keine Lust darauf, wegen der tollen Rückfragen meiner Freunde („War es geplant?"), auf die ich in der Arbeit noch weniger Lust habe. Aber der wachsende Bauch lässt mir keine Wahl. Wenn ich vermeiden will, dass ich bald von allen Seiten auf Gerüchte angesprochen werde, muss ich jetzt offensiv vorgehen. Ich muss noch zwei Monate arbeiten, und in der Zeit wird es sowieso jeder sehen. Also trage ich seit letzter Woche Oberteile, die meinen Bauch sichtbar betonen. Die ersten Reaktionen sind unterschiedlich und reichen von einem theatralisch enttäuschten „Du hast ja gar nichts gesagt!" über ein einfaches, herzliches „Ich

freue mich für dich!" hin zu einem katholisch verwunderten „Bist du verheiratet?" oder dem befürchteten „War es geplant?" Hmpf. Manche glotzen demonstrativ erstaunt. Andere starren heimlich beim Vorbeigehen auf meinen Bauch. Ein bisschen komme ich mir vor wie eine Sensation. Ich als einzige Schwangere weit und breit! Als ob noch nie jemand von denen eine schlanke Frau mit dickem Bauch gesehen hat. Na super!
Neu ist dabei für mich auch, dass ich die Blicke jetzt mit meinem Bauch teilen muss. Bisher musste ich nie die Aufmerksamkeit teilen. Jetzt wandert der Blick des Gegenübers von mir, von meinen Augen, immer öfter hin zu meinem Bauch. Der Vorteil ist, dass ich dadurch auf den Tag genau sagen kann, welcher Kollege schon von meiner Schwangerschaft weiß (es gesehen oder via Flurfunk erfahren hat) und welcher nicht. Schaut mir ein Kollege an einem Tag nur in die Augen und am nächsten von den Augen runter zum Bauch, weiß ich: Gestern war er noch ahnungslos, jetzt weiß er es auch.
Später werden die Blicke dann von mir zu dem kleinen süßen Mädchen an meiner Hand wandern. So ist das eben. Ich sehe es so, als ob sie die Kleine schon „begrüßen". Genauso wollen einige Kolleginnen den Bauch anfassen. Dabei ist es weniger mein Bauch als vielmehr die Kleine, die sie damit quasi anfassen und begrüßen wollen.
Nach der ersten Reaktion, die sehr unterschiedlich ausfällt, kommt die immer gleiche Frage: Von Männern „In welchem Monat bist du?" beziehungsweise von Frauen „In welcher Woche bist du?" Da ich mir die Schwangerschaftswoche nie merken kann (das ändert sich jede Woche!), antworte ich immer in Monaten. Auf die Antwort „Im sechsten Monat." reagieren alle überrascht: „Dafür ist dein Bauch ja winzig!"
Es folgt Bauchvergleich von den wenigen Kolleginnen, die schon Mutter sind. Die meisten sagen, ihrer sei im dritten Monat schon so groß gewesen. Alle staunen und bewundern meine Minikugel,

die ich persönlich riesengroß finde. Lediglich eine Kollegin meinte, ihr Bauch sei am Ende der Schwangerschaft so groß wie meiner jetzt gewesen, und sie gab mir den gut gemeinten Ratschlag, darauf zu achten, lieber etwas weniger zu essen, damit ich nicht zu viel zunehme.

01. August 2012
Mein Chef hat Ersatz für mich gefunden. Sie soll toll sein, sehr erfahren, sozial kompetent, einfach umwerfend. Er hat sie eingestellt, um mein Projekt fortzuführen. Heute bin ich ihr zum ersten Mal begegnet. Als er mich ihr heute vorgestellt hat, scherzte er ihr zu: „Das ist die, die geht. Sie musste ja schwanger werden!" Er lachte dabei und meinte es humorvoll.
Ich lachte nicht mit. Sie auch nicht, was ich ihr hoch anrechne. Ja, sie ist toll, menschlich wie fachlich, das merkt man gleich. Sie weiß, wovon sie spricht. Ich schätze sie auf Mitte 50. Sie hat bereits zwei Kinder in meinem Alter, also ist kein neues Schwangerschaftsdesaster für meinen Chef zu erwarten.
Ich mag meine Elternzeitvertreterin! Wir haben zwei Monate Zeit, während der ich ihr alles zeigen und beibringen werde, was sie über die Firma und das Projekt wissen muss. Da sie augenscheinlich eine Expertin im Projektmanagement ist, brauche ich ihr diesbezüglich nicht viel zu sagen. Ich konzentriere mich also darauf, ihr den bisherigen Projektverlauf darzulegen, die notwendigen Arbeitsmittel zu beschaffen, die Räumlichkeiten zu zeigen und wichtige Kollegen vorzustellen.
Ein bisschen Angst habe ich, dass sie zu gut ist und dass mich in gut einem Jahr, wenn ich wahrscheinlich wieder arbeiten möchte, niemand mehr haben will, weil sie viel besser ist als ich mit meinen schlappen zweieinhalb Jahren Berufserfahrung im Projektmanagement. Auch drei junge Kolleginnen, die nach mir angefangen haben und unerfahrener sind als ich, werden mich während meiner Elternzeit sicher einholen und vielleicht sogar überholen. Ein

bisschen ängstigt mich das. Ich spüre Angst, nicht mehr wichtig zu sein, gewissermaßen stehen zu bleiben, während andere sich fortentwickeln. Das ist neu für mich.

Diese Sorge habe ich schon von anderen Müttern gehört. Eine Bekannte arbeitet sogar während ihrer Elternzeit weiter in ihrer Firma – auf 400-Euro-Basis, „um den Anschluss nicht zu verlieren", wie sie sagt. Rein finanziell lohnt es sich für sie nicht. Wenn sie Elterngeld bekommt und währenddessen arbeitet, bekommt sie anteilsmäßig wiederum weniger Elterngeld. Heißt, dass die Bekannte zwar 400 Euro durch den Job verdient, dafür aber auch 200 bis 300 Euro weniger Elterngeld bekommt.

Mit einer anderen Bekannten, noch kinderlos, habe ich vor Kurzem darüber gesprochen. „Ich würde das im ersten Jahr genauso machen", sagte sie.

„Aber warum?", fragte ich sie.

„Um bei der Arbeit immer auf dem Laufenden zu bleiben. Es gibt ständig irgendeine Neuerung. Das darf ich nicht verpassen!"

„Hm, verstehe. Kannst du dir denn vorstellen im zweiten Jahr Elternzeit in Teilzeit zu arbeiten?", fragte ich sie weiter.

„Nein!", rief sie entrüstet. „Das ist bei meiner Stellung als Teamleiterin ausgeschlossen! Ich würde im zweiten Jahr nach der Geburt wieder Vollzeit arbeiten."

Mir scheint, dass sie sich unersetzlich fühlt. Sie erinnert mich an die Kollegen, die spät nachts, am Wochenende und im Urlaub arbeiten, die ihre Telefone aufs Handy umgeleitet haben und E-Mails zwischen den Tauchgängen von den Malediven aus beantworten.

Der Job als Teamleiterin, den die Bekannte macht, mag eine Vollzeitstelle sein – aber dann muss ihr Chef eben eine zweite Person in Teilzeit einstellen und die Position aufteilen. Oder stelle ich mir das zu einfach vor? Mit einer überschaubaren Umstrukturierung wäre das machbar, oder nicht? Sicher ist das einerseits davon abhängig, ob der Vorgesetzte das mitmacht. Andererseits scheint mir das persönliche Ego eine Rolle zu spielen. Man wird durch eine solche Aufteilung ersetzbar, austauschbar.

Ich spüre den Druck, dem diese Bekannte ausgesetzt ist oder dem sie sich ausgesetzt fühlt. Der Druck ist so groß, dass sie die verschiedenen Möglichkeiten im Fall der Fälle vermutlich nicht einmal mit ihrem Chef besprechen würde. Es wirkt auf mich, als ob sie die Arbeit der Familie vorzieht, ohne zu versuchen, eine andere Möglichkeit zu finden.

Oder ist das für sie Vereinbarkeit von Beruf und Familie? Den Beruf unverändert fortzuführen und die Familie rundherum zu legen? Die Selbstsicherheit und Selbstverständlichkeit, mit der sie ihr Kind nach einem Jahr ganztags abgeben würde, legt nahe, dass es für sie in Ordnung geht. Sie scheint in dieser Sache mit sich im Reinen zu sein. Ob sie das Kind wohl wirklich gerne und guten Gewissens abgeben würde oder nur deshalb, weil der Job beziehungsweise Chef es fordert?

Eine ähnliche Diskussion über die Aufteilung von Arbeit und Kinderhüten führe ich auch derzeit mit Felix, obwohl er keine Führungsposition besetzt. Dass ich das erste Jahr zu Hause bleibe, darin sind wir uns einig. Das beinhaltet, dass Felix in der Zeit nur zwei Monate Elternzeit nimmt, da wir ein Gehalt zusätzlich zum Elterngeld benötigen. Zu klären bleibt nach wie vor, wann genau er die zwei Monate nimmt und wie das zweite und eventuell dritte Jahr aussehen soll.

Seine generelle Vorstellung sieht so aus: Er arbeitet Vollzeit und ich bleibe drei Jahre daheim. Das Typische! Sämtliche Diskussionen darüber, dass er länger als zwei Monate daheimbleiben oder Teilzeit arbeiten könnte, wiegelt er ab. Er kenne seine Chefin genau. Sie, die das Kinderkriegen zwischen Diplomarbeit und Abschlussprüfung erledigte, die acht Wochen nach der Geburt Vollzeit arbeiten ging, sie würde das nicht verstehen! Seine Chefin prahlte mit ihrem schnellen Wiedereinstieg in den Job, als Felix

den errechneten Geburtstermin unseres Töchterchens und damit seine baldige Vaterschaft in der Arbeit kundtat. Damit gab sie ihre Erwartungshaltung an ihn klar zu verstehen: Daheimbleiben oder in Teilzeit arbeiten ist gänzlich unerwünscht. Unterton: „Wenn ich als Frau das nicht gemacht habe, dürfen Sie als Mann das erst recht nicht." Furchtbar, dieser Druck, der auf ihm lastet!
Aber was will ich für mich? Will ich ein Jahr, zwei oder drei Jahre daheimbleiben? Ich weiß es nicht. Es ist abhängig von Felix' Bereitschaft, zu Hause zu bleiben. Je länger er daheimbliebe oder Teilzeit arbeitete, umso eher würde ich wieder anfangen zu arbeiten. Zudem ist es abhängig vom Kind und davon, wie sehr ich die Arbeit vermissen werde. Viele unklare Variablen also!
Wir müssen weit vorausplanen, ohne zu wissen, wie unser Leben werden wird. Ist es schöner daheimzubleiben oder ist es schöner zu arbeiten? Wollen wir unser Kind nie mehr hergeben oder sind wir froh, wenn sich andere darum kümmern?
Wird unser Kind glücklich sein, mit anderen Kindern spielen zu dürfen statt alleine mit einem Elternteil daheim zu hocken oder fühlt es sich in der Kinderkrippe ungeliebt und abgeschoben?
Oder wie wäre es mit Teilzeitarbeit und halbtags Krippe? Halb arbeiten, halb unser Kind hergeben und halb behalten? Ist das ein guter Kompromiss oder werden wir damit niemandem gerecht? Keine Ahnung! Es ist schwer, eine Entscheidung zu treffen.

02. August 2012
Das Thema Vereinbarkeit von Arbeit und Familie beschäftigt mich weiter. Die Firma, in der Felix arbeitet, gibt sich jegliche Mühe, nach innen und außen hin als familienfreundlich dazustehen. Doch der Schein ist unverschämt größer als das Sein. Was seine Firma unter Vereinbarkeit von Beruf und Familie versteht, ist folgendes: Die Firma bietet Hilfe bei der Suche nach einem Kinderkrippen- oder Kindergartenplatz an, damit die Kinder ganztags gut untergebracht sind und die Vollzeitarbeit der Eltern

gewährleistet bleibt. Der Arbeitnehmer kann also ruhigen Gewissens seine Arbeit priorisieren und das mit wenig Zeit für seine Familie vereinbaren.

Teilzeitwunsch, Homeoffice oder Elternzeit für zwei oder mehr Monate werden als Möglichkeit ignoriert. Es herrscht eine inoffizielle, aber peinlich überwachte Anwesenheitspflicht zwischen 9:00 und 16:30 Uhr. Wer später kommt oder früher geht, muss sich vorab bei der Sekretärin abmelden und wird dann schief angeschaut. Wer länger als eine halbe Stunde Mittagspause außer Haus macht, muss sich ebenfalls ab- und wieder anmelden. Vertrauensarbeitszeit nennen sie das.

Aber selbst wenn diese Vertrauensarbeitszeit tatsächlich mit Vertrauen einhergehen würde: Ich kenne keine Firma, bei der die Vertrauensarbeitszeit zugunsten der Mitarbeiter ausfällt. Das ist lediglich eine nette Umschreibung für unbezahlte Überstunden. Auch das fällt für die Firma unter Familienfreundlichkeit.

Der erstmals dieses Jahr in seiner Firma angebotene Vortrag über „Vereinbarkeit von Beruf und Familie" wurde ersatzlos abgesagt. Felix hatte sich dafür angemeldet und wurde daraufhin von seiner Chefin verspottet, was er denn bei so einem Unsinn wolle.

Und für all das hat die Firma gerade irgendein Familienfreundlichkeits-Zertifikat von irgendeinem blind-tauben Testinstitut erworben. Herzlichen Glückwunsch!

Eine richtige Unterstützung bieten doch nur die Firmen, die von sich aus Teilzeitmodelle oder Homeoffice anbieten und es auch so meinen. Firmen, bei denen man sich seine Arbeitszeit relativ frei einteilen kann, wo man auch einmal später kommen oder früher gehen kann, wenn die Arbeit es zulässt, und zwar eigenverantwortlich ohne jedes Mal um Erlaubnis bitten zu müssen. Man kann seinen Kalender pflegen, auf den die Kollegen Zugriff haben, damit sich jeder informieren kann, wann derjenige zu erreichen ist, den man braucht. Mitarbeiterfreundlich sind die Firmen, bei denen viele Mitarbeiter diese Art der freien Zeiteinteilung nutzen – auch diejenigen, die kinderlos sind, die einen Arzttermin am Vormittag haben oder noch während der Öffnungszeiten zur Post wollen. Wenn die Mitarbeiter das Angebot wirklich nutzen, ist es ein Zeichen dafür, dass die Firma die Flexibilität nicht nur anbietet, sondern auch tatsächlich unterstützt, dass auch die Chefs dahinterstehen und es nicht hintenherum verurteilen. Aber diese Art der Unterstützung ist in den Firmen, die ich kenne, leider selten.

Auch vom Staat gibt es diesbezüglich meines Erachtens nach unzureichende Unterstützung. Gerade von dem Staat, der die Kinderarmut beklagt! Ja, das Mutterschaftsgeld in voller Höhe des letzten Gehalts während der sechs Wochen vor der Geburt und acht Wochen danach ist super. Purer Luxus! Das Elterngeld von 65 bis 67 Prozent des letzten Nettogehalts für das erste Jahr ist in den meisten Fällen ausreichend, vorausgesetzt der Partner arbeitet voll. (Ich gehe von zwei Durchschnittsverdienern mit durchschnittlichen Lebenshaltungskosten aus – normalen Leuten also.) Doch im zweiten Jahr gibt es kein Elterngeld mehr, nur noch Kindergeld, derzeit schlappe 184 Euro pro Monat. Nur wenn ein Elternteil ein überdurchschnittlich gutes Gehalt hat, reicht es zum Lebensunterhalt für die ganze Familie. Dann kann der Andere das Kind daheim betreuen. Andernfalls müssen beide arbeiten gehen, mindestens Teilzeit, und ihr Kind während der Arbeitszeit extern betreuen lassen.

Eltern, die zwei, drei oder mehr Jahre daheimbleiben und ihr Kind selber erziehen wollen, hat der Staat nicht vorgesehen. Er will arbeitende Bürger und Kinder, die der Arbeit nicht im Weg stehen. Für die Eltern, die ihre Kinder gerne extern betreuen lassen, kein Problem. Für alle anderen stellt es eine finanzielle Herausforderung dar. Die überlegen es sich gut, ein Kind zu bekommen. Beim zweiten Kind wird es noch schwieriger.

Ich weiß nicht genau, wie lange ich zu Hause bleiben möchte beziehungsweise wann wir unser Kind fremdbetreuen lassen wollen.

Offiziell spreche ich immer von einem Jahr. Wer weiß, vielleicht reicht es mir dann längst mit der Kleinen und ich will wieder in die Arbeit flüchten? Vielleicht will ich auch noch viel länger daheimbleiben und mein Kind am liebsten nie mehr weglassen? Das halte ich für wahrscheinlicher, wenn ich nach meinem Gefühl gehe, aber ich weiß es zum derzeitigen Zeitpunkt nicht.

Vielleicht bekomme ich ein Schreikind oder ein rotzfreches, ein garstiges, ein stures, trotziges. Dann versaut es mir vielleicht die schöne Zeit daheim und treibt mich schon bald wieder in die Arbeit. Wenn es aber ein liebes Kind wird, ein Sonnenschein, wenn es also nach mir kommt, dann halten wir es vielleicht auch zusammen zu Hause aus, bis es drei oder vier Jahre alt ist.

Ich weiß es nicht. Kommt sehr aufs Kind an und wie ich mich als Mutter entwickle. Daher lautet die offizielle Version, wenn mich jemand fragt: Ich möchte erst einmal ein Jahr zu Hause bleiben, und dann sehen wir weiter.

7. Monat

06. August 2012
Wir haben heute ein Klinikum besichtigt, das für die Geburt infrage kommt. Es ist in der nächsten Kleinstadt gelegen und wäre rein von der Entfernung her unsere erste Wahl. 20 Minuten Anfahrt kann ich mir vorstellen. Das zweitnächstgelegene Kleinstadt-Klinikum ist etwa eine Stunde Fahrt entfernt. Ich glaube, dass mir der Weg mit den Wehenschmerzen zu lang wäre. Es gibt zwar auch in der Großstadt ein nahegelegenes Krankenhaus, doch die Geschichten anderer Mamas lassen mich davor zurückschrecken. In den Wehen liegend irgendwo auf dem Gang geparkt zu werden, weil gerade alle Kreißsäle belegt sind, gehört zu meinen Horrorvorstellungen.

Dass das passiert, scheint in dem heute besichtigten Krankenhaus jedenfalls unwahrscheinlich. Sie haben etwa 700 Geburten pro Jahr, also durchschnittlich zwei pro Tag – und das bei drei Entbindungsräumen. Statistisch gesehen also eine gute Wahl. Rund um die Uhr sind eine der Hebammen und vier Ärzte anwesend. Einen Kindernotarzt können sie bei Bedarf rufen. Tagsüber ist zudem ein Kinderarzt da, wobei die Hebammen sich auch in der Behandlung von Kindern auskennen. Jedoch fehlt eine spezielle Kindernotfallstation. Das ist der größte Nachteil – sofern es Komplikationen bei dem Neugeborenen gibt. Im schlimmsten der anzunehmenden Fälle müssen sie das Kind in ein anderes Klinikum verlegen, wobei die Mutter je nach ihrem Zustand mitkommen kann oder dableiben muss. Für eine normal verlaufende Geburt gibt es jedoch nur Vorteile – und von diesem Fall gehen wir aus.

Auch stehen in dem Klinikum die Chancen gut, dass man das Zweibettzimmer als Familienzimmer nutzen darf, also dass der Papa mit im Krankenhaus bleiben kann – natürlich nur dann, wenn nicht eine andere frischgebackene Mama und ihr Baby das zweite Bett im Zimmer brauchen. Unser größter Wunsch ist es, dass wir das Familienleben zu dritt starten und nicht als Mama mit Kind und einem Besucher-Papa. Schließlich wollen wir drei Tage lang im Krankenhaus bleiben.

Die Besichtigung der Kreißsäle zeigt eine gute Ausrüstung: Es gibt jeweils ein Bett, Gebärhocker, Stangen, Seile zum Festhalten und weiteres Equipment, wie ich es von Hannas Geburt her kenne.

Ich kann mir das alles nicht richtig vorstellen. Auf einem Hocker sitzend ein Kind zur Welt bringen? An einer Stange stehend? „Freie Wahl der Entbindungsstellung" preisen sie an. Das ist fremd für mich. Ich glaube, dass ich nur ein Bett brauchen werde, Felix an der Seite und fachkundige Unterstützung in Form von einer Hebamme oder Ärzten.

Wir lassen es uns noch einmal durch den Kopf gehen, ob wir überhaupt noch ein anderes Krankenhaus besichtigen. Eigentlich sind wir beide von diesem bereits überzeugt.

20. August 2012

Wir hatten heute den ersten Termin des Geburtsvorbereitungskurses. Wir haben den umfangreichsten ausgesucht mit insgesamt acht Terminen. Der ebenfalls angebotene Crashkurs am Wochenende war uns zu wenig. Wir wollen keine Informationen verpassen! Zudem haben wir extra einen Kurs ausgesucht, bei dem die werdenden Papas wenigstens zu jedem zweiten Termin dabei sein dürfen. Die meisten Angebote sehen lediglich einen von acht Abenden vor, an dem die Männer mitkommen dürfen. Doch ich weiß aus eigener Erfahrung, wie hilflos man sich fühlen kann als Begleiter während der Geburt, wenn man nicht richtig vorbereitet ist und wenn man nicht weiß, wie man helfen kann. Eigentlich wollte Felix zu jeder Kursstunde mitkommen, doch eine derartige Gleichstellung des Mannes fehlt hierzulande flächendeckend. Da muss die Gesellschaft noch etwas nachholen.

Die Kursleiterin heißt Dora. Sie ist Hebamme. Im Kurs geht sie auf die biologischen Vorgänge bei der Geburt ein und will uns

zudem noch auf die sozialen Veränderungen vorbereiten, die ein Baby mit sich bringt. Als Kursinhalt hatte ich Letzteres nicht erwartet, aber das ist genau das Richtige! Die Geburt ist zwar das Ende der Schwangerschaft, aber nicht das Ziel an sich. Danach geht es erst richtig los. Und wie es dann wird, darüber habe ich nur ungenaue Vorstellungen. Der perfekte Kurs für mich also!
Felix hingegen ist verstimmt. Er findet den Kurs inhaltslos. „Grauenhaft" war seine genaue Bezeichnung. „Die sozialen Faktoren interessieren mich nicht", sagt er. „Ich will nur biologische Fakten zur Geburt, keine netten Geschichten zu dem, was sich in der Familie oder in der Paarbeziehung ändert. Das weiß ich alles schon!"
„Ach ja? Was ändert sich denn?", frage ich neugierig.
„Dass wir bald keine Zeit mehr für uns als Paar haben und uns nur noch auf das Baby konzentrieren und das ganze Blabla. Uns wird das aber nicht passieren, wir sind da anders." Er ist sichtlich genervt, dass er zu jedem zweiten Termin mit muss und dabei eineinhalb Stunden seiner wertvollen Zeit verschwendet.
„Herzlichen Glückwunsch!", gratuliere ich ihm. „Dann haben wir ja genau den richtigen Kurs ausgesucht."
Ich freue mich auf die nächste Unterrichtseinheit ohne ihn.

27. August 2012
Mein Bauch fühlt sich riesig an! Ich kann mich nur noch mittels Abrollen über die Seite hinlegen oder aufstehen. Anders komme ich aus dem Bett nicht mehr hoch. Ich fühle mich wie ein Schwertransporter. Endlich aufgestanden – aus dem Bett gerollt – stehe ich in der Dusche vor einem neuen Problem: Wie komme ich an dem Bauch vorbei, um meine Beine zu rasieren? Bücken ist schwierig und drückt unangenehm auf den Bauch. Ich will unser Töchterchen nicht zerquetschen. Also bleibt nur, das Bein seitlich anzuheben. Es hat etwas von einem Hund an einem Baum – nur dass ich mich rasiere statt mein Revier zu markieren. Außerdem

stehe ich, anders als ein Hund, auf einem Bein statt auf dreien, was aufgrund des Bauches und des damit einhergehenden veränderten Schwerpunkts eine sehr wackelige Angelegenheit ist. Die Außenseite der Beine rasiere ich dabei „nach Gefühl", da mir die Sicht darauf verwehrt ist.

Gelegentlich ist mir das Ganze aber zu umständlich und anstrengend, und ich versuche das Rasieren im Sitzen. Klappt gut, wäre da nicht das Aufstehen danach! Hierzu begebe ich mich aus der bequemen, lümmelnden Sitzhaltung zuerst ungelenk über die Seite in den Vierfüßlerstand, um aus dieser Position zuerst das eine Bein, dann das andere aufzustellen und schließlich den Hintern hochzuwuchten. Dabei stütze ich mich mit den gestreckten Armen am Boden ab, sodass der Oberkörper samt Bauch dem Hintern folgen kann, bis in die aufrechte Haltung des Homo Sapiens – sofern das mit dem Hohlkreuz einer Schwangeren möglich ist.

Ich fühle Empathie mit Übergewichtigen, Männern mit Bierbäuchen und alten Menschen. Auch das ist neu für mich. Ich wusste bisher nicht, womit diese Menschen Tag für Tag zu kämpfen haben. Jetzt kann ich mich einfühlen. Ich denke, man sollte nicht nur alten Menschen, sondern auch Männern mit Bierbäuchen und Übergewichtigen in der S-Bahn oder im Bus einen Sitzplatz anbieten! Den könnten sie sicher so dringend brauchen wie ich momentan.

Stehen ist furchtbar anstrengend geworden. Wenn die S-Bahn einfährt, drehe ich mich immer leicht seitlich und strecke meinen Bauch noch etwas mehr heraus, in der Hoffnung, dass alle von meiner Schwangerschaft Notiz nehmen, dass die Leute am Bahnsteig mich zuerst einsteigen lassen und dass mir einer der Sitzenden bei Bedarf seinen Platz anbietet. Das war aber bisher überflüssig, es war immer ein Platz frei.

Selbst wenn ich nur eine Station fahre, setze ich mich mittlerweile hin. Auch daheim habe ich mir einen alten Barhocker aus dem Keller geholt und in die Küche gestellt (also eigentlich holen lassen und stellen lassen), damit ich mich zum Kochen hinsetzen kann. Alles Stehen ist zu anstrengend. Sitzen oder Liegen ist besser.

Doch ich bin nicht allein. Beim Geburtsvorbereitungskurs heute mussten alle Frauen, nachdem sie sich gemütlich auf eine Matte am Boden gesetzt oder gelegt hatten, wieder aufstehen und in der Mitte des Raumes zusammenkommen, um eine Unterschrift zu leisten. Wie träge, schwerfüßige Elefanten kugelten, drehten und stützten sich alle wie in Zeitlupe erst in Richtung Vierfüßlerstand, um sich anschließend behäbig in die aufrechte Haltung zu begeben. Es dauerte eine Minute, bis alle aufgestanden und zusammengekommen waren. Ich musste schmunzeln. Ich bin wahrlich nicht allein!

In der zweiten Stunde des Geburtsvorbereitungskurses, diesmal väterlos, ging es um das Üben der tiefen Bauchatmung für die Geburt. Auf die Stöhnstunde hatte ich schon gewartet. Das ist es, was man aus Filmen kennt und worüber man sich schon vorab Gedanken macht, wie peinlich es werden wird, das zu üben. Wir haben das Ganze dann auch in gemäßigter Lautstärke geübt. Meine Stöhnübung hatte eher etwas von einem lauen Sommerwind als vom Grölen auf einem Heavy-Metal-Konzert. Doch fürs Erste bin ich damit zufrieden.

Dora erklärte uns, dass es bei den Türken üblich sei, dass die ganze Familie mit in den Kreißsaal käme. Da dies hierzulande selten gestattet ist, wartet die ganze Horde dann eben vor dem Kreißsaal. Eine Horrorvorstellung wäre das für mich! Die werdende türkische Mutter drinnen tut dann ihr Bestes, um die draußen wissen zu lassen, was sie gerade durchmacht. Sie wird sich hüten, leise zu sein, denn sie will sich danach nicht anhören müssen, dass es ein Kinderspiel gewesen sei. Das heißt, sie brüllt und plärrt und tut damit genau das Richtige: Sie ist relativ entspannt. „Wer statt zu schreien die Luft anhält, ist angespannt", sagt Dora. „Ich

wünsche Ihnen eine Türkin nebenan, die Ihnen den Mut gibt, auch zu schreien. Egal, was andere denken."
Ich bin skeptisch. Wir werden sehen, wie das bei mir wird. Ich glaube, es wird mir zu unangenehm sein, laut zu brüllen.
Apropos unangenehm: Es passiert wohl häufig, dass man während der Geburt Urin oder Stuhlgang ausscheidet. Entsetzliche Vorstellung! Das ist mir neu, das war bei Hanna nicht so. Ich gehe nicht einmal vor meinen Eltern aufs Klo, aber bald muss ich mir von einer fremden Person meinen Hintern abwischen lassen. Grauenhaft!
Dora blickt in mein entsetztes Gesicht und beschwichtigt: „Das ist normal, das sind die Hebammen gewohnt."
Hm. Wenigstens bin ich vorgewarnt und kann mich darauf einstellen. Ich muss mir nur oft genug sagen, dass es ganz normal ist. Ganz normal! Ganz normal! Wäh! Heul!

30. August 2012
Ich hatte heute einen Kaffeeplausch mit einem Kollegen. Er verriet mir, dass seine Frau auch schwanger sei. Sie bekämen im Februar ein Kind. Ein weiterer Kollege gesellt sich zu uns, und als er unser Thema erfasst, erfahren wir, dass er ebenfalls eine schwangere Frau daheim hat, mit Termin im April.
Oh wie schön! Es gibt sie noch, die Kinderfreudigen in dieser Firma. Ich freue mich sehr. Nur sieht man den Männern die Schwangerschaft eben nicht an. Wobei Felix sich schon über einige zusätzliche Kilos beschwert hat, die ihn unsere Schwangerschaft auf die Rippen gebracht hätte, weil er immer meine Reste essen muss.
Der Kollege mit dem errechneten Geburtstermin im Februar erzählt, sie hätten letzte Woche einen Kinderwagen gekauft.
„Meine Güte, ihr seid ja flott!", bemerke ich anerkennend. „Es ist erst Ende August! Wir haben auch schon geschaut, aber wir konnten uns bisher noch nicht entscheiden."

„Was, ihr habt noch keinen Kinderwagen gekauft?" Seine Stimme klingt entsetzt. „Da gibt es 13 Wochen Lieferfrist!", sagt er.
„Für Kinderwagen?", frage ich erstaunt.
„Ja, für Kinderwagen!", betont er und nickt eifrig.
Das sind Verhältnisse wie in der ehemaligen DDR! Ich bin schockiert und rechne nach: Wenn wir heute bestellen würden, bekämen wir Ende November den Kinderwagen. Der errechnete Geburtstermin ist am zwölften November! Ich bin entsetzt. Wieso zum Henker gibt es so lange Lieferfristen? Damit hätte ich nie gerechnet. Heutzutage! Hierzulande! Ich kann es kaum glauben.
Wie soll das bloß gehen ohne Kinderwagen? Noch dazu im Winter! Wir können die Kleine kaum die ganze Zeit tragen. Sie wird frieren, sie wird zu schwer sein, um sie die ganze Zeit zu tragen, und überhaupt ist das viel zu umständlich ohne Kinderwagen. Ich weiß nicht einmal, wie man ein Kind richtig hält! Man kann da sicher einiges verkehrt machen. Ohne Kinderwagen sind wir aufgeschmissen!
Ich muss Felix heute Abend von der Kinderwagenlieferzeit berichten und dann müssen wir uns am Wochenende einen Kinderwagen aussuchen und gleich bestellen! Ein bis zwei Wochen nach der Geburt können wir bestimmt überbrücken, aber dann muss ein Kinderwagen her! Nur welcher? Ich denke ängstlich an die getesteten Schadstoffbomben. Einerseits brauchen wir einen, andererseits gibt es scheinbar nur Schrott auf dem Markt. Ich fühle mich hilflos. Oder sehe ich das zu eng?

01. September 2012
Felix und ich haben uns heute Kinderwagen vor Ort in einem Fachgeschäft angesehen und dabei die Tests außen vor gelassen. Schadstoffe hin oder her – wir brauchen einen!
Es gibt vom Prinzip her drei Preiskategorien. Die günstigsten für 200 bis 300 Euro. Da waren die Hebel so schwer zu betätigen, dass elfenzarten Finger wie meine keinen einzigen verstellen

können. Diese scheiden von der Bedienung her aus. Dann gibt es die superteuren ab 1000 Euro. Diese scheiden allein wegen des Preises aus. Da bin ich zu geizig, wenngleich ich zugeben muss, dass manche richtig schick aussehen. Aber es gibt ja noch die mittelpreisigen zu etwa 500 bis 600 Euro, worauf unsere Wahl wohl fallen wird. Welcher es wird, muss eine Probefahrt zeigen.

Probefahren eines Kinderwagens ist eine selten doofe Angelegenheit. Ich jedenfalls komme mir blöd vor. Mein dicker Bauch schreit geradezu, dass wir uns beeilen sollten mit der Anschaffung eines Kinderwagens. Er zeigt jedem Trottel auf 50 Meter Entfernung, dass wir für die Kaufentscheidung nur noch wenig Zeit haben, dass wir eigentlich für den Kauf schon viel zu spät dran sind, wenn man an die Lieferzeiten denkt. Mit diesem dicken Bauch also schiebe ich wahllos einen der 40 vorhandenen Kinderwagen behäbig durch den ganzen Laden, schleife und zerre ihn in den schmalen Gassen um die anderen parkenden Kinderwagen herum.

Etwa 15 Wagen habe ich heute getestet, habe mich davon etwa 13 Runden lang geärgert. In dem Laden gibt es einen Parcours mit unterschiedlichen Bodenbelägen, auf dem man die Fahrzeuge testen kann. Ich merke hier keine Unterschiede. Heißt, ich bin entweder nicht feinfühlig genug oder aber es gibt keine Unterschiede zwischen den Kinderwagen. Ich glaube letzteres.

Wo ich aber Unterschiede merke, ist beim Kurvenfahren oder beim Versuch, geradeaus zu fahren auf der glatten Verkaufsfläche. Kurvenfahren mit Schwenkrädern ist einfach. Wir haben zum Vergleich dazu noch Kinderwagen mit großen Rädern ohne Schwenkräder gesucht. Schließlich sollen die besser für unebenen Boden sein.

Ich bin jetzt leider immer noch nicht klüger. Manche Kinderwagen ohne Schwenkräder machen beim Versuch, geradeaus zu fahren, eine Kurve. Finde ich seltsam und lässt mich eine schlechte Verarbeitung vermuten. Aber der Vorteil ist, dass man diese

Wagen leicht im Kurs korrigieren kann. Mit den Wagen hingegen, die exakt geradeaus fahren, habe ich keine Freude. Mit diesen fahre ich zwar gerade in eine Richtung, aber nicht geradeaus, sondern schief. Diese muss man dauernd anheben, um den Kurs zu korrigieren.

Geradeaus zu fahren ist nämlich eine Kunst für sich! Dazu müssten die Vorder- und Hinterräder auf den Millimeter genau hintereinander in Fahrtrichtung zeigen. Stehen sie um eine Winzigkeit versetzt, fährt man schief – und das konstant.

Bei den Probefahrten sind von den 15 nur zwei übrig geblieben, mit denen ich leicht geradeaus und gut Kurven fahren kann. Bei diesen zweien folgt dann ein weiterer Test: das Zusammenlegen.

Herausforderung Nummer eins: Wie klappe ich das Dach zurück? Dieses verfluchte Dach, das kann doch nicht so schwer sein! Früher hat man das einfach mit einem kräftigen Ruck gemacht. Warum geht denn das nicht?

Eine Verkäuferin eilt herbei, um uns die Technik von heute vorzuführen: Da sind zwei Rundstäbe eingebaut, die man mit einer Hand zueinander drücken muss, und dann kann man das Dach mit Gefühl einklappen. Diese Technik!

Ich blicke zu Felix und rolle die Augen. Mich nervt es, wenn ich etwas nicht intuitiv bedienen kann. Er lächelt mir aufmunternd zu.

Schließlich versucht er als erstes, den Wagen zusammenzuklappen. In fünf Sekunden hat er den Kinderwagen kompakt auf Kofferraumgröße zusammengestaucht. Männer!

Da Felix jedoch weniger oft mit dem Kinderwagen unterwegs sein wird als ich, bestehe ich darauf, es selbst auch einmal zu probieren. Bei mir dauert es etwa zehn Minuten, bis ich alle Hebel finde und in ihrer Funktionalität verstehe – zum einen gibt es zwei Hebel, einen auf jeder Seite, die man gleichzeitig nach oben oder unten bewegen muss, zum anderen gibt es Hebel auf nur einer Seite, die man umlegen muss. Ein Monster an Technik!

Selbsterklärend finde ich das Ganze nicht. Hat keinen Spaß gemacht!
Ich brauche wohl nicht zu erwähnen, dass wir ohne Kinderwagen nach Hause gefahren sind. Bestellt haben wir auch keinen. Nicht einmal für einen entschieden haben wir uns. Für Felix wäre schon einer dabei gewesen. Aber für mich nicht.

02. September 2012
Wir haben heute im Internet ein preisgünstiges Tragetuch ergattert. Das ist unsere Rettung für die ersten Tage oder Wochen, solange wir noch auf den Kinderwagen warten – für den wir uns noch entscheiden müssen und den wir dann bestellen müssen. Fünf Meter ist dieses Ungetüm lang. Ich habe keine Ahnung, wie man es benutzt. Aber um das zu lernen ist noch genug Zeit! Da gibt es bestimmt eine Anleitung im Internet oder einen Kurs.
Eigentlich stelle ich es mir angenehm vor mit dem Tragetuch. Ich war schon immer jemand, der lieber eine Reisetasche getragen hat als einen Koffer hinter mir herzuziehen. Zum einen hasse ich dieses Rollgeräusch, mit dem man schon von Weitem zu hören ist und die ganze Aufmerksamkeit auf sich zieht. Zum anderen ist man mit Tasche viel schneller und flexibler als die Leute, die mit ihrem sperrigen Koffer auf der Rolltreppe stehen oder auf den Aufzug warten müssen. Mit Reisetasche kann ich in Windeseile erhobenen Hauptes an den piekfeinen Kofferziehern vorbeirennen und mich freuen, dass ich im Gegensatz zu ihnen die Bahn schweißtriefend, aber erfolgreich erwischt habe. Ein Tragetuch dürfte da ähnliche Vorteile haben.

03. September 2012
Geburtsvorbereitungskurs, dritte Stunde. Ich bin in meinem Element, sauge begierig alles auf. Es geht um die sozialen Aspekte. Die Männer sind diesmal unter sich in einem separaten Raum, genau wie wir Frauen. Ein älterer Soziologe mit großer Hornbrille

und weißem Rauschebart ist Ansprechpartner für die Männer. Er sieht sehr erfahren aus.

Wir Frauen bleiben bei Dora. „Das Kind wird ein Magnet sein", sagt sie uns voraus. „Jeder will es sehen. Jeder will an seiner Entwicklung beteiligt sein. Unter Umständen muss man hier deutliche Grenzen setzen und klar kommunizieren, was man will und was nicht."

Davon habe ich schon gehört. Auf dem Land ist es in einigen Regionen üblich, dass die ganze Verwandtschaft und Nachbarschaft am Tag oder in der Woche nach der Entlassung aus dem Krankenhaus daheim aufkreuzt, um das Kind zu begutachten. Da steht schnell die ganze Dorfkapelle vor der Tür, mit Pauken und Trompeten, möchte nach einem Ständchen das neugeborene Baby begutachten und erwartet anschließend Verköstigung.

Auch Dora erzählt davon: „Ein frischgebackenes Elternpaar, bei dem ich die Nachsorge gemacht habe, hat nach sieben Tagen ungebetener Besuche, nach einer Woche Jubel und Trubel, seine Klingel ausgeschaltet und sich tot gestellt."

Nachvollziehbar. Ich bezweifle, dass ich die Tür in den ersten Tagen überhaupt für Nachbarn aufmachen würde.

„Auch gegenüber den Eltern muss man sich gegebenenfalls noch einmal neu abgrenzen", fährt Dora fort. „Es spricht nichts dagegen, dass die Eltern erst nach einem Monat oder nach drei Monaten vorbeikommen. Ihr solltet das nur vorab kommunizieren, damit es keine Enttäuschungen gibt."

Eine wahrhaft reizvolle Vorstellung! Soweit habe ich gar nicht gedacht. Erst einmal komplette Ruhe, nur wir drei, die zueinanderfinden, und dann, wenn wir bereit sind, tauchen wir aus dem Familienmeer wieder auf und sagen: Wir sind soweit, ihr könnt uns besuchen kommen. Ja, das muss ich mir einmal ernsthaft durch den Kopf gehen lassen.

Noch ein weiterer Tipp von Dora zum Thema Familie: „Sofern ihr so leichtsinnig wart und der lieben Verwandtschaft den errechneten Geburtstermin bereits mitgeteilt habt, rate ich euch dringend zu einem Rundumruf. Sagt einfach, der Arzt hat bei der letzten Untersuchung den Termin korrigiert: Das Baby kommt zwei Wochen später. Wenn es dann – für die Verwandtschaft überraschend – zwei Wochen früher kommt, freut sich jeder. Aber wehe, der Termin ist überschritten!"

Bei Dora war dem so. Sie erzählt, was damals passiert ist: Ihre Schwiegermutter war nervös. Der errechnete Geburtstermin war bereits um einige Tage überschritten. Die Schwiegermutter war bestens informiert über jeden anberaumten Arzttermin und informierte sich mittels täglichen Telefonats über den aktuellen Stand der Untersuchungen. Eines schönen sonnigen Tages wurde Dora, gerade auf dem Weg vom Frauenarzt nach Hause, spontan von einer Nachbarin zum Kuchen eingeladen. Dadurch verpasste sie den Anruf der Schwiegermutter. Die Schwiegermutter, Dora nicht daheim erreichend, rief daraufhin bei Doras Frauenarzt an, von dem sie die Auskunft bekam, dass Dora zwar dagewesen, aber leider schon wieder weg sei. Daraufhin rief sie ihren Sohn in der Arbeit an. Dieser wiederum war in diesem Moment nicht an seinem Arbeitsplatz, sodass sich der Verdacht der Schwiegermutter bestätigte, dass es nun soweit sei und ihr sehnsüchtig erwartetes Enkelchen auf dem besten Wege war, das Licht der Welt zu erblicken und alsbald in ihren Armen zu liegen. Die Schwiegermutter rief also das für die Geburt auserwählte Krankenhaus an, um sich dort nach Doras Zustand zu erkundigen. Nachdem Dora dort nicht als Patientin gelistet war, geriet sie in große Sorge und telefonierte Doras Nachbarn, einen nach dem anderen, ab. Nach dem gemütlichen Kaffeeklatsch traf Dora dann auf eine besorgte Nachbarin, die in große Aufregung versetzt an ihrer Tür Sturm klingelte.

Bei der Geschichte muss ich schmunzeln. Ich kann mir das lebhaft vorstellen. Auch ich kenne solche Menschen wie Doras

Schwiegermutter. Doch uns wird das nicht passieren. Ich glaube, wir müssen unsere Eltern nicht anlügen, was den errechneten Termin betrifft. Sie sind da bestimmt entspannt.

Dora erzählt weiter: „Das Kind fordert euch durchschnittlich acht Stunden am Tag, aber nicht am Stück, sondern unstrukturiert und schlecht berechenbar über den Tag beziehungsweise die Nacht verteilt. Der Mann, der in der Regel weiterhin arbeiten geht, sollte sich am besten schon vorab von der Vorstellung verabschieden, dass das Essen fertig auf dem Tisch steht und die Wohnung auf Hochglanz poliert ist, wenn er nach Hause kommt."

Dora warnt uns: „Es herrscht oft noch der Irrglaube: Die Frau ist den ganzen Tag daheim und kann das sicher locker nebenbei machen. Hausarbeit, was ist denn das schon großartig?"

Für uns als Mütter heißt das auch, dass wir vorab einer Freundin nicht versprechen können, dass wir für eine Feier einen Kuchen backen. Genau an dem geplanten Backtag kann es nämlich sein, dass das Baby uns einen Strich durch die Rechnung macht. Wir müssen folglich lernen, öfter „nein" zu sagen. „Lieber ein Nein zu viel als eines zu wenig", predigt Dora.

Ich staune darüber, dass das Baby mich acht Stunden pro Tag fordern wird. Das ist ein Vollzeitjob! Zwar habe ich schon von Eltern gehört, dass man mit Kind zu nichts mehr kommt, doch richtig vorstellen kann ich es mir noch nicht, was es da alles zu tun gibt. Was ist denn an Füttern und Windeln wechseln so zeitraubend? Gut, dann kommt vielleicht noch die eine oder andere Stunde dazu, in der das Baby wach ist und beschäftigt werden will. Doch das Ganze soll täglich acht Stunden ausfüllen? Aber es wird schon so sein, da spricht eine erfahrene Hebamme und Mutter. Ich fühle mich noch nicht richtig vorbereitet auf das Leben mit Kind.

Mich erwartet künftig: Arbeit als Hausfrau, geringe Wertschätzung, kein greifbares Ergebnis, keine stetige Rückmeldung, keine Erfolgserlebnisse, weniger Geld, Mütter-Cliquen.

Felix' Welt wird sein: Geld, Anerkennung, Arbeit und Hobby. Eigentlich wird er keine wirkliche Veränderung zu vorher erleben. Doch seine Position wird im Vergleich zu meiner mächtiger sein. Er wird selbstständiger, selbstsicherer und organisierter sein und leben als ich. Das gibt mir zu denken.

Auf der Autofahrt nach Hause erzähle ich Felix von der zu erwartenden Umstellung, dem drohenden Ungleichgewicht. Doch er sieht dem Ganzen cool entgegen: „Ich weiß genau, wie es werden wird: nämlich wunderbar! Du brauchst dir überhaupt keine Sorgen zu machen, weil wir das ganz toll hinbekommen!" Er nimmt eine Hand vom Lenkrad und legt sie auf meinen Oberschenkel.
Ich bleibe skeptisch. Dora hat uns bezüglich der Paarbeziehung schon vorbereitet, dass die Männer nach Geburt des ersten Kindes durchschnittlich eine halbe Stunde pro Tag länger arbeiten, nach Geburt des zweiten Kindes eine Stunde länger und dass nach Geburt des dritten Kindes viele Beziehungen in die Brüche gehen.
Ich erinnere mich an die Aussage einer Freundin, die vor zwei Jahren ihr erstes Kind bekommen hat. Ein Schreikind. Sobald ihr Mann nach Hause kam, gab sie ihm eine halbe Stunde Zeit, um herunterzukommen, dann gab sie das Kind bei ihm ab, weil es ihr zu viel war.
Ihr Mann ging dann schnell nach der Geburt viel und lange arbeiten. „Er war so selten zu Hause", höre ich sie rekapitulieren. Ob das bei uns genauso wird? Ich fürchte mich ein bisschen vor der Veränderung, in die ich mich noch gar nicht hineindenken kann. Ich blicke einen Moment aus dem Fenster und lasse die Landschaft an mir vorbeiziehen.
„Worüber habt ihr Männer denn gesprochen?", will ich von Felix wissen.
„Ach, nichts Wichtiges! Nichts, was ich nicht schon wusste", wiegelt er ab. „Ah doch, eine Sache war wichtig." Felix hebt den

Zeigefinger und tippt damit auf meinen Oberschenkel. „Da war einer dabei, der ist Betriebsrat. Er hat uns geraten, dass du gleich zwei Jahre Elternzeit beantragst. Du kannst nämlich maximal um ein Jahr verlängern. Wenn du also am Anfang nur ein Jahr beantragst, kannst du dann insgesamt höchstens zwei Jahre Elternzeit nehmen."

Ich muss zugeben, dass ich diese Regelung nicht kannte. Ich habe zwar die aktuelle Informationsbroschüre zum Thema „Elterngeld und Elternzeit" vom Bundesministerium für Familie, Senioren, Frauen und Jugend mehrmals intensiv studiert und kenne sie praktisch auswendig – im Gegensatz zu Felix. Das jedoch habe ich aus dem Text nicht herausgelesen. Doch das erscheint mir gerade genauso wichtig, wie wenn in China ein Sack Reis umfällt.

Ich bin enttäuscht darüber, was Felix aus der Stunde mitgenommen hat. Ja, ja, es sind nur die lieben Fakten, die Felix interessieren. Formalitätenkram ist zwar notwendig, aber nichts, worauf ich mein Herz und meine Energie verwenden möchte.

Aber Moment! Da flammt mein Kriegsgeist auf. „Wer sagt denn, dass *ich* zwei Jahre zu Hause bleiben will? Warum bleibst *du* nicht im zweiten Jahr zu Hause?!" Ärger und Provokation schwingen in meiner Stimme mit.

„Das kannst du vergessen!" Felix nimmt seine Hand zum Lenkrad zurück. „Da hab ich gleich die Kündigung aufm Tisch! Da macht meine Chefin nicht mit", zischt er und blickt mich schief von der Seite an.

Pah, alles Ausreden! „Deine Chefin darf dir wegen der Elternzeit nicht kündigen!"

„Ein Jahr Auszeit wird sie nie erlauben. Danach brauch ich gar nicht erst wiederkommen", beschwert er sich.

„Aber so ist die Rechtslage! Du hast gesetzlichen Kündigungsschutz in der Elternzeit."

„Und, was nützt mir das, wenn sie mir trotzdem kündigt? Den Rechtsstreit können wir uns nicht leisten. Bis der durch ist, das

kann Jahre dauern, und bis dahin müssen wir Anwalts- und Gerichtskosten vorstrecken. Und überhaupt: Wer will sich schon in eine Firma einklagen, in der er eigentlich unerwünscht ist?"
Diese Chefin! Das kann doch nicht wahr sein! Das Recht ist auf unserer Seite! Aber das nützt uns alles nichts, wenn sie Felix trotzdem kündigt. Das ist ungerecht! Trotz, Ärger und Verständnis wechseln sich bei mir ab.
Ich atme tief durch. Erst einmal die Gedanken sortieren! Ich sollte mich jetzt zusammenreißen. Der Ton macht die Musik. Also, nochmals nachdenken! Wenn er von der Arbeit nicht komplett wegbleiben kann, dann ginge aber sicher Teilzeit im Rahmen der Elternzeit. Zwischen 15 und 30 Stunden zu arbeiten ist erlaubt. Mit zwei Teilzeitstellen kämen wir auch über die Runden, da wir wegen der geringeren Steuer zusammen mehr Nettogehalt bekämen, als wenn einer Vollzeit arbeitet und einer gar nicht. Wir könnten vielleicht kaum noch etwas ansparen, aber es würde zum Leben reichen. Und der große Vorteil: Wir hätten viel Zeit für die Familie. Ich versuche einen konstruktiven Vorschlag: „Gut, wir können auch beide Teilzeit arbeiten und wechseln uns ab bei der Kinderbetreuung. Du 20, ich 20 Stunden. Oder du 15 und ich 25. Als Ausgleich fürs erste Jahr kann ich ein bisschen mehr arbeiten."
„Das ist bei meiner Arbeit unmöglich!", blökt er.
Ich bin entsetzt. „Aber bei meiner geht das gut, oder wie?" All die guten Vorsätze sind dahin. So schön hatte ich mir eben das gemeinsame Familienleben ausgemalt.
„Ja, du bist eine Frau, da wird das anerkannt."
Ich glaub, ich höre nicht richtig! „Wie bitte?!" Das klingt drohend. Soll es auch! Trotz kommt in mir hoch. Und Wut.
„Ja, das ist so! Aber meine Chefin wird das nie zulassen. Wer soll denn meine Arbeit machen? Es sind alle Kollegen mit Arbeit überlastet. Das kann gar keiner leisten! Schon die zwei Monate Elternzeit sind grenzwertig!"

„Wie bitte? Du willst nicht einmal die zwei Monate nehmen?"
„Doch, doch, das mach ich ja. Aber ich werde auf der Arbeit sitzen bleiben, die wird mir niemand abnehmen. Und bei Teilzeit das Gleiche: Da kriege ich dann 20 Stunden bezahlt und muss trotzdem 40 arbeiten!"
Jetzt schiebt er wieder die blöde Chefin vor! Alles faule Ausreden!
„Dann musst du halt nach 20 Stunden aufhören zu arbeiten und Arbeit liegen lassen! So schwer kann das nicht sein!"
„Dann gibt sie mir Aufgaben, die ich nicht mehr bewältigen kann, und dann hab ich die Kündigung aufm Tisch."
„Sie darf dir nicht kündigen, wie oft soll ich's dir noch sagen?!" Er will gar nicht daheimbleiben, scheint mir, aber bei mir setzt er es als selbstverständlich voraus!
„Und wenn sie's doch tut, was haben wir dann davon? Dann können wir uns die Miete und das Essen nicht mehr leisten. Bist du dann zufrieden?"
Ich schweige.
Langsam dämmert mir, worum es geht. Er hat Angst, uns nicht mehr ernähren zu können. Er sieht seine Aufgabe als alleiniger Ernährer der Familie. Daher ist die Angst, seine Arbeit zu verlieren, so groß, und dadurch kann seine Chefin Druck ausüben.
Aber wer sagt denn überhaupt, dass seine Chefin ihm kündigen wird? Nimmt er nicht etwas vorweg, das vielleicht gar nicht so kommen wird? Vielleicht reagiert sie ganz anders. Ich versuche es im sanfteren Ton: „Vielleicht kündigt sie dir gar nicht. Und wenn doch: Wäre das denn so schlimm? Dann suchst du dir einen neuen Job und findest vielleicht sogar einen, der dir Spaß macht und bei dem du einen tollen Chef und nette Kollegen hast!" Ich lege meine Hand auf seinen Arm.
Jetzt kann Felix darauf eingehen. Auch seine Stimme ist wieder ruhiger. „Ja, aber den tollen Job will ich erst einmal finden, und bis dahin muss ich noch durchhalten. Ich will nicht arbeitslos werden. Da werde ich wahnsinnig, wenn ich nur daheimsitze."

„Na toll, und ich werde nicht wahnsinnig daheim, oder wie?" Ich ziehe meine Hand zurück. Mist, ich konnte es mir wieder nicht verkneifen. Immer dieser Trotz! Ich beiße mir auf die Lippe.
Er schweigt.
Ich schweige.
Als wir in unsere Einfahrt einbiegen, kommt mir ein schöner Gedanke: „Falls es wirklich so kommen sollte, dass du arbeitslos wirst, könntest du doch in der Zeit auf unser Mäuschen aufpassen", frohlocke ich.
Felix schmunzelt. „Hm, naja vielleicht ..." Er stellt den Motor aus.
,... hast du recht', denke ich mir seinen Satz zu Ende.
Wir steigen aus.
Wir verstehen uns.

8. Monat

04. September 2012
Felix und ich haben uns geeinigt: Ich beantrage zwei Jahre Elternzeit. Danach kann ich bei Bedarf ein drittes Jahr beantragen. Elternzeit heißt, dass ich entweder komplett daheim bin oder zwischen 15 und 30 Stunden Teilzeit arbeiten kann. Das habe ich nochmals nachgelesen. Es verdammt mich also nicht automatisch dazu, zwei volle Jahre daheimzubleiben, aber es lässt mir die Möglichkeit dazu.
Felix möchte keine Elternzeit nach der Geburt nehmen, da das gerade in die Jahresabschlussphase fällt, in der normalerweise viel Arbeit anfällt. Damit würde er den Ärger der Chefin auf sich ziehen. Er nimmt aber all seinen Resturlaub nach der Geburt, was auf etwa dreieinhalb Wochen hinausläuft. Im folgenden Sommer möchte er dann zwei Monate Elternzeit nehmen. Dann ist Flaute bei der Arbeit und er kann seiner Chefin klarmachen, dass er die Elternzeit an der Arbeit ausgerichtet hat, in der Hoffnung, sie milde zu stimmen. Die zwei Monate im Sommer können wir für uns nutzen und verreisen.

05. September 2012
Mein Bauch ist mini, wenn man Felix glauben darf. Doch ich glaube ihm nicht. Mein Bauch spricht für sich. Mein Bauch bleibt an Menschen hängen, wenn ich in alter Gewohnheit schnell einmal seitlich durch eine enge Menschenlücke schlüpfen möchte. Wenn ich in der Küche an der Arbeitsplatte stehe, um Kartoffeln zu schälen, muss ich mich seitlich hinstellen oder setzen, damit ich meinen Bauch nicht vorne eindrücke. Das ist nämlich unangenehm. Mein Bauchnabel ist ein riesiger Krater. Zum ersten Mal in meinem Leben kann ich bis zum Grund sehen.
Ein Blick in den Kleiderschrank bestätigt, dass mein Bauch riesig ist. Viele schöne Sachen liegen seit Monaten ungetragen darin. Die Kleiderwahl ist eingeschränkt. Hosen passen mir genau zwei Stück, nämlich die eigens erworbenen Schwangerschaftshosen,

dann noch ein Rock mit dehnbarem Bündchen und fünf T-Shirts, die extra lang und zugleich dehnbar sind. Die normal langen T-Shirts sind zu kurz geworden. Bauchfrei zu erscheinen möchte ich in der Arbeit vermeiden. Andererseits möchte ich aber für die letzten zwei Schwangerschaftsmonate auch keine neue Kleidung kaufen. Und wenn, dann nur solche, die ich nach der Schwangerschaft noch anziehen kann. Doch vermag ich mir meinen Körper ohne Bauch momentan nicht mehr vorzustellen. Keine Ahnung, wie ein Oberteil, in dem ein großer Bauch gut aussieht, nach der Schwangerschaft ohne Bauch aussehen würde. Ich kann meinen Bauch nicht einziehen, um das zu testen.

Die Leute bewundern alle meinen kleinen Bauch und meinen, ich hätte sonst gar nicht zugelegt. Wie die sich täuschen! Nur fällt ihnen eben ein Kleidergrößenwechsel von 34 auf 36 oder 38 nicht auf. Mir schon! Wenn ich mich in meinen Bikini zwänge, um schwimmen zu gehen, fühle ich mich wie Pamela Anderson im zu engen Baywatch-Badeanzug. Die Hälfte schaut raus! Es nervt! Ich will nicht sexy aussehen, ich will nur schwimmen, und zwar ohne ständig das Oberteil wieder zurechtrücken zu müssen, um nicht irgendwann wegen unzüchtigen Verhaltens der Badeanstalt verwiesen zu werden.

Wenn ich das Auto zu eng neben dem Nachbarauto geparkt habe, komme ich kaum mehr zur Tür raus, weil ich nicht ein- und aussteigen kann wie früher. Damals, ohne dicken Bauch, habe ich mich elegant herausgewunden. Zuerst den einen Fuß aus dem Auto raus wie eine Ballerina, dann den Hintern und den eingezogenen Bauch lässig nachgeschwungen, den Rücken nach hinten gebogen wie bei einer erstklassigen Limbo-Tänzerin und schließlich den Kopf und den zweiten Fuß geschickt nachgezogen.

Jetzt stecke ich mit der Körpermitte fest. Der große Bauch ist ein Hindernis in Sachen Eleganz. Auf der Beifahrerseite auszusteigen ist auch keine Lösung mehr. Das habe ich früher manchmal gemacht, wenn ich dort die Tür weiter aufmachen konnte. Aber jetzt? Schon der Versuch, ein Bein in den Beifahrerfußraum zu bewegen, scheitert. Dazu müsste ich es erst einmal hochbekommen, doch da ist der Bauch im Weg. Aber selbst das einfache Ein- und Aussteigen auf der eigenen Seite bei weit geöffneter Tür ist nicht mehr graziös und freihändig möglich wie früher. Jetzt brauche ich beide Hände zum Abstützen und Hochhieven beim Aussteigen beziehungsweise um mich beim Einsteigen halbwegs sanft plumpsen zu lassen.

Wenn ich das Autoradio umschalten will, beuge ich mich nicht mehr nach vorne. Das drückt zu sehr auf den Bauch. Stattdessen schiebe ich den Sitz weiter nach vorne, damit ich durch bloßes Ausstrecken des Armes den Sender umschalten kann. Die Sitzverschiebung ist eine sinnvolle Sache! Ich muss das Radio oft umschalten. Pop, Rock und Werbung kann ich derzeit nicht mehr ertragen. Nur noch Schnulzen und sehr sanfte klassische Musik. Ich brauche Ruhe! Actionfilme im Fernsehen gehen auch nicht. Werbung nervt gewaltig. Fernsehen im Allgemeinen ist viel zu laut, zu aufregend geworden. Nichts für meine empfindlichen schwangeren Nerven.

Apropos Nerven! Ich habe Wasser in den Beinen. Das nervt! Mit der Eleganz eines elefantenfüßigen Schwans watschle ich durch die Gegend. Noch mehr allerdings als das Wasser in den Beinen nerven die Stützstrümpfe, die meine Frauenärztin mir schon zu Beginn des Sommers verschrieben hat.

In dem Orthopädie-Fachgeschäft wurde ich gefragt, ob ich knielange Strümpfe, Strumpfhosen oder oberschenkellange Strümpfe haben wollte. Da der Sommer bevorstand, entschied ich mich für knielange. Diese taugen allerdings überhaupt nichts gegen schwere Füße. Bei einem neuerlichen Arztbesuch habe ich mich also bei meiner Frauenärztin beschwert. Sie erklärte mir, dass ich die langen Strümpfe bräuchte. Sie verschrieb mir erneut welche. Im Orthopädie-Fachgeschäft wurde ich dann wieder gefragt, ob ich oberschenkellange Strümpfe oder lieber Strumpfhosen haben wolle. Ich entschied mich für Strumpfhosen. Diese habe ich daheim allerdings nicht einmal ansatzweise anbekommen. Ein Bein steckt in der Strumpfhose fest, während ich das andere nicht hineinbekomme. Ich müsste das zweite Bein zum Bauch hin anziehen, was wegen des Bauches unmöglich ist. Ein seitliches Anwinkeln des Beines lässt die Stützstrumpfhose nicht zu, dafür ist der Bund zu eng. Ich habe auch versucht, beide Hosenbeine gleichzeitig anzuziehen. Also mit beiden Füßen zugleich rein und dann die Strumpfhose hochziehen. Doch zum einfachen Hochziehen ist die Stützstrumpfhose nicht gemacht. Die muss man Bein für Bein hochkrempeln. Und da ist wieder der Bauch im Weg.

Es nützt also nichts, ich habe wieder einmal die falsche Wahl getroffen – beziehungsweise eine falsche Beratung im Fachgeschäft bekommen. Die oberschenkellangen Strümpfe wären wohl die gewesen, die man als Hochschwangere am besten anziehen kann und die gegen schwere Füße helfen. Tja, mein Pech! Ich sammle also Tag für Tag fleißig weiter Wasser in den Beinen an.

Wasser habe ich übrigens nicht nur in den Beinen, sondern auch in den Fingern. Ein kräftiger Händedruck bei einer Hochschwangeren im Sommer ist Folter!

Nachts schlafen meine Finger neuerdings ein. Das ist mir nie zuvor passiert! Der Fuß, ok – aber die Finger?! Ich wache deswegen auf und muss dann meine Finger bewegen, um sie wieder aufzuwecken, was natürlich tierisch kribbelt. Mein teurer Schlaf!

Aber immer noch besser deswegen geweckt zu werden als wegen des Sodbrennens. Ich kannte Sodbrennen bisher nur aus der Werbung für zugehörige Arzneimittel. Da ich seit der Schwangerschaft des Öfteren aufstoßen muss, dachte ich, das wäre das oft erwähnte Sodbrennen. War es aber nicht. Das waren nur Hickser. Sodbrennen beinhaltet, wie der Name schon sagt, ein Brennen. Jetzt kenne ich das auch. Es fühlt sich etwa so an, als ob man bei eiskalter Winterluft einen Sprint über 500 Meter mit Mundatmung gewonnen hat. Von Siegerlaune jedoch keine Spur. Dora hat mir zum Glück den Tipp gegeben, dass das ausführliche Zerkauen und Essen von Haselnüssen abhelfen soll. Tut es auch. Ich habe seitdem immer welche griffbereit: in der Arbeit, zu Hause, neben dem Bett. Mein Schlaf ist mir heilig.

Ich bin aber auch oft müde. Mich nach der Arbeit zehn Minuten hinzulegen hat früher einmal funktioniert. Jetzt weckt mich Felix nach zweieinhalb Stunden, um vorsichtig anzufragen, ob ich denn noch etwas zu Abend essen wolle – Ja klar! – und danach schlafe ich wieder weiter, und zwar die ganze Nacht durch (bis auf das eine Mal, wo ich nachts raus muss).

Abends verzögert gelegentlich unser Kleines mein Einschlafen. Es mag es nur, wenn ich auf einer bestimmten Seite liege. Ansonsten macht es Terror, und zwar so lange, bis ich mich umdrehe. Die andere Seite ist dann in der Regel genehm. Dora meinte, das liege daran, dass ich auf einer Seite die Händchen und Beinchen einenge. Deswegen rebelliert das Baby.

Einmal jedenfalls machte unser kleiner Schatz Terror, egal auf welcher Seite ich lag. Auf dem Rücken zu liegen schied aus, denn da quetscht das Baby gefühlt alle Organe in mir zusammen. Bauchlage ist auch nicht einfach mit dickem Bauch. Also schlief ich im Vierfüßlerstand: Kopf auf dem Kissen abgelegt, Hintern hoch. Wenn man müde genug ist, geht das. Felix fand mich derart schlafend vor. Von seinem Lachen und eiligen Herausrennen mit dem gerufenen „Wo ist die Kamera?" wurde ich dann aber wach. Nett! Ich versuche hier mühsam zu schlafen und er macht sich darüber lustig.

Mühsam ist übrigens vieles geworden. Fußnägel schneiden zum Beispiel. Ich kann nicht einfach mein Knie anziehen, ich muss mein Bein seitlich anwinkeln, was wiederum den Winkel der Schere zum Zehennagel verändert. Meine Hand muss ich halb ausrenken, um die Schere überhaupt noch ansetzen zu können. Vielleicht sollte ich mir einmal eine professionelle Fußpflege gönnen. Aber schneiden die auch Zehennägel oder machen die nur hübsch

Farbe darauf? Binden die mir nach der Behandlung auch die Schuhe wieder zu?

06. September 2012

Ich muss zurzeit einmal nachts auf die Toilette, denn ich halte es nicht mehr bis zum nächsten Morgen aus. Mein heiliger Schlaf wird unterbrochen. Aber es nützt nichts. Was muss, das muss! Ich versuche, es positiv zu sehen: Es ist eine gute Vorbereitung für später, wenn ich wegen des Babys aufstehen muss.

Doch eines schönen nächtlichen Klogangs passierte es: Ich habe zum ersten Mal Kontraktionen gespürt. Verdammt, war das heftig! Ein ständig andauernder Hintergrundschmerz, wie ein großer Druck im Darm, eine Art Stechen und dazu noch ein zeitweise auftretender Schmerz – groß, allumfassend, den ganzen Beckenbereich einnehmend. Die ganze Zeit habe ich mich gefragt, wann das endlich wieder aufhört. Wie viele Kontraktionen kommen noch? Hört es überhaupt wieder auf oder geht es etwa schon los? Die ganze Zeit der Blick auf die Uhr, wie lang die Kontraktion dauert und wie lang die Zeit zwischen den Kontraktionen ist. Eine lange Minute dauerte eine Kontraktion, die Abstände lagen bei fünf Minuten. Eindeutig Zeit fürs Krankenhaus – sofern das nicht wieder aufhört.

Doch es hörte wieder auf. Nach sieben Mal.

Aber Erleichterung sieht anders aus. Ich bin geschockt, verwirrt, verängstigt. Ich vermute, ich hatte leichte Kontraktionen. Es geht immer mit leichten los. Ich habe den Schmerz völlig unterschätzt. Ja, ja, der größte Schmerz, den man je erlebt hat, soll es schon sein, das weiß ich. Eigentlich.

Doch ich habe das immer damit abgetan, dass es andere auch schon geschafft haben, dass die Natur die Frauen darauf vorbereitet, dass die Menschheit schon längst ausgestorben wäre, wenn der Schmerz nicht auszuhalten wäre. Damit war das Thema für mich schnell abgehakt.

Doch Pustekuchen! Es tut scheiß-weh! Ach und diese bescheuerten Atemübungen aus dem Geburtsvorbereitungskurs! Nichts haben sie gebracht! Riesige Schmerzen, Atmen perfekt nach Anleitung aus dem Geburtsvorbereitungskurs – und nichts passiert! Nichts! Keine Erleichterung! Der Schmerz bleibt einfach genauso heftig! Das habe ich mir anders vorgestellt! Wofür lerne ich denn den Quatsch? Hilflos habe ich mich gefühlt. Zum ersten Mal kam die Angst auf, dass die Schmerzen unerträglich werden.
Ich weckte Felix, als alles vorbei war. Vorher wollte ich ihn nicht wegen falschen Alarms aufwecken, aber danach brauchte ich definitiv Aufmunterung und Zuversicht. „Ach, das schaffst du schon! Haben andere auch schon geschafft", murmelte er schlaftrunken. Nein, Freundchen, so funktioniert das nicht! Nicht mehr. Hilfe! Heul!
Felix wurde schließlich richtig wach, nahm mich in den Arm und sprach einfühlsamer von meiner großartigen Stärke, von Hormonen, die mir helfen würden, von seiner Unterstützung und von „gemeinsam schaffen wir das". Ich spürte seine Wärme, das half etwas. Irgendwann schlief ich auch wieder ein.
Am nächsten Morgen war das passiert, was ich schon von Müttern nach der Geburt gehört hatte: Der Schmerz war vergessen. Nicht vergessen, dass er groß war, nicht die Worte vergessen, mit denen ich ihn beschreiben kann, nicht die damit verbundene Unsicherheit und Angst, aber das Gefühl des Schmerzes war nicht mehr nachvollziehbar. Es ist ein bisschen so, als ob man am Abend zuvor viel geweint hat, und am nächsten Morgen nach dem Schlafen sieht die Welt ganz anders aus.
Doch eine Erkenntnis bleibt: Ich bin auf den Schmerz nicht vorbereitet: Wie denn auch? Der größte Schmerz, den ich je erlebt habe, war ein verstauchter Fuß oder ein eingeklemmter Fingernagel. Ich habe mir noch nie etwas gebrochen oder andere große Schmerzen erlebt. Ich muss mich gedanklich noch mehr mit dem bevorstehenden Schmerz auseinandersetzen, mich psychisch

darauf einstellen, mir inneren Halt verschaffen, um für die Geburt gewappnet zu sein.

08. September 2012
Seit dem Umzug ist viel passiert. Wir haben alle Räume gestrichen und fast vollständig eingerichtet. Nur das Kinderzimmer ist momentan noch unsere Rumpelkammer. Aber wir arbeiten daran, zumindest in Gedanken: Schön wären rosafarbene Wände mit weißem Kleiderschränkchen, dazu passend eine weiße Wickelkommode und ein Kinderbettchen mit rosa Bettwäsche und kleinen süßen Kissen. Das Gitterbettchen würden wir später durch ein Prinzessinnen-Himmelbett ersetzen. Eine Lampe mit Marienkäfern darauf, ein verspielter Spiegel an der Wand, ein Herzteppich vor dem Bett und gelbe Gardinen mit bunten Schmetterlingen darauf runden unser Kinderzimmer gedanklich ab. Es wird der schönste und am liebevollsten dekorierte Raum in der ganzen Wohnung sein! Felix freut sich auf seine Prinzessin, ich freue mich auf Zöpfe flechten und bunte Haarspangen, Schmuckpartys, Prinzessinnenkleidchen und rosa Schühchen mit Pailletten. Die Welt ist wunderbar! Gedanklich sind die nächsten Jahre schon durchdacht und verplant mit Ballett, Reitstunden, Flöte, Kinderschminken und so weiter.

09. September 2012
Neues aus der wundersamen Welt der werdenden Eltern: Heute gab es Ultraschalltermin Nummer vier. Er zeigte das wunderhübsche Gesicht des Kindchens. Es wird nicht nur uns, sondern die ganze Welt bezaubern! Das Herzchen schlägt gleichmäßig, der Kopfumfang ist normal, alles im zeitlichen und gesundheitlichen Rahmen. Wir waren im Himmel bei all dem Lob, wie toll und gut entwickelt alles sei. Nur die Aussage der Frauenärztin, dass unser Töchterchen „Hoden" hätte, hat uns zugegebenermaßen ein klein wenig irritiert.

„Ja, ja, ganz sicher", sagte sie und zeigte auf einen kleinen, kreisrunden Knubbel mitten im Nirgendwo, der auch ein Ellenbogen, ein Knie oder ein Daumen hätte sein können – zumindest für Laien wie uns. Unser Mädchen ist also ein Junge? „Ganz sicher!", betonte die Ärztin.

Wir sind davon völlig überrumpelt. Schockiert, um ehrlich zu sein. Nein, eigentlich schwanken wir zwischen Ungläubigkeit und Schock. Kriegen wir jetzt wirklich einen Jungen? Die Ärztin hat sich offenbar schon einmal getäuscht. Wer sagt, dass es diesmal stimmt?

Und wenn es stimmt? Hilfe! Wir brauchen einen Namen für einen Jungen! Ach herrje! Unsere Omas werden verzweifeln! Rosafarbene Bettwäsche, die ersten Handtücher und Söckchen in rosa sind schon eingetroffen. Wer weiß, was sie sonst schon alles besorgt haben! Die rosa Strampler haben sie sicher vor zwei Monaten bereits gekauft, die können sie nicht mehr umtauschen. Ich muss allen Freunden, Verwandten und Kollegen Bescheid geben, am besten sofort! Die Kollegen planen bestimmt schon ein Abschiedsgeschenk – hoffentlich nicht in Rosa!

Meine Güte, ich kann doch gar nicht Fußball spielen! Na wenigstens habe ich als Kind die „Kickers" gesehen und kenne zumindest die Regeln. Ob das heutzutage noch die gleichen sind? Muss ich noch Fußball spielen lernen? Was kann man denn sonst noch mit einem Jungen spielen? Wie beschäftigt man sich mit einem Jungen? Ich habe keine Ahnung von Jungen!

Oje, ich fühle mich so schlecht! Ich kann mich nicht richtig freuen und ich habe ein furchtbar schlechtes Gewissen, weil ich mich nicht freue. Ich sollte mich freuen! Es sollte mir egal sein, ob es ein Junge oder ein Mädchen wird. Aber jetzt ist es nicht mehr egal. Wir haben uns schon auf unser Mädchen gefreut! Bevor wir gesagt bekamen, dass es ein Mädchen wird, war es uns wirklich, ehrlich, ganz sicher, absolut schnurzpiepegal, was es wird. Aber danach war alles verändert. Es wurde konkret. Wir haben uns seit zwei Monaten auf ein Mädchen eingestellt. Und jetzt? Jetzt sollen wir uns plötzlich auf einen Jungen einstellen! Zumindest laut aktuellem Stand von heute.

Pah! Wie kann so etwas passieren? Die Ärztin war sich so sicher! Jetzt ist sie sich wieder sicher. Haha! So richtig glauben wir es ihr nicht, können wir es ihr nicht glauben. Wir warten erst einmal ab. Wir stellen uns auf beides ein – mit Tendenz zu einem Jungen. Wir schauen uns das Ergebnis dann selber an. Für den Fall der Fälle brauchen wir aber noch einen Jungennamen.

Allen werdenden Eltern werde ich den Tipp geben, das Geschlecht niemals vor der Geburt bekanntzugeben. Das bringt nur Ärger! Nicht nur uns, sondern auch allen, die uns etwas schenken wollen und es schon besorgt haben. Jetzt machen wir denen, die uns eine Freude bereiten wollen, auch noch Umstände! Und das in anderen Umständen ... ich könnte heulen! Die Hormone! Jetzt bloß die Fassung bewahren.

Ach du Schreck! Wie war das mit der weiblichen Intuition? Mit der Jungenseele, die zu mir kam? Ist es also doch Realität, was ich erlebt habe? Jetzt muss ich doch heulen! Ist das also echt gewesen? Habe ich Übersinnliches erfahren? Ist das gut oder schlecht? Tränen rinnen über meine Wangen. Ich weiß gerade gar nichts mehr ...

11. September 2012

Ich habe gleich heute Morgen dem ersten Kollegen, der mir über den Weg gelaufen ist, Bescheid gesagt, dass es wohl, äh, vielleicht, also wahrscheinlich, also wir wissen es nicht genau, aber dass es ein Junge wird, unter Umständen. Er lachte und meinte, dass es bei ihm damals genauso gewesen sei. Nur hätten sie das erst bei der Geburt ihres Kindes festgestellt.

Ich erstarrte! Gar nicht auszumalen! Horror! Da kommt dein Kind raus, und dann ist es das Falsche! Danke, lieber Kollege! Jetzt weiß ich, wie gut ich es habe, es jetzt schon zu wissen.

Immerhin zwei Monate vor dem errechneten Termin. Zeit genug, um mich noch umzustellen.

12. September 2012
Wir bekommen viele Tipps zum Umgang mit dem Kind. Tipps von Freunden, Verwandten und Kollegen – von allen, die schon Kinder haben oder jemanden kennen, der Kinder hat. Also: von allen! Hier eine Sammlung der wichtigsten Ratschläge:
- Du musst jetzt für zwei essen! Das Kind braucht deine Energie!
- Iss nicht so viel! Dein Bauch ist schon so groß! Nicht dass du zu dick wirst!
- Lass das Kind nicht in eurem Bett schlafen, sonst gewöhnt es sich daran und du bekommst es nicht mehr aus eurem Bett heraus.
- Das Kind braucht die Nähe der Eltern. Im Elternbett fühlt es sich am wohlsten. Aber es braucht einen eigenen Schlafsack. Nach einem Jahr braucht das Kind sein eigenes Bett.
- Im Elternbett sollte das Baby nicht schlafen. Nicht dass du es erdrückst! Dann wirst du dein Lebtag nicht mehr froh!
- In der Nacht kann das Baby mit in eurem Bett schlafen und du kannst quasi während des Stillens weiterschlafen.
- Man sollte das Kind nicht schreien lassen, aber es darf auch nicht alles bekommen, was es will. Gerade daran, dass es nachts nichts zu essen bekommt, muss es sich gewöhnen.
- Geh nicht beim ersten Schreien zum Kind, sonst gewöhnt es sich dran, dass es immer alles bekommt.
- Du darfst das Kind nur alle vier Stunden stillen, denn das Baby muss lernen, Hunger auszuhalten.
- Still das Kind so oft, wie es trinken will. Es weiß am besten, wann es Hunger hat.
- Ein halbes Jahr stillen reicht. Du solltest auch auf dich achten!
- Wenn du stillst, hängt deine Brust danach. Überlege es dir gut!

Danke, wir überlegen es uns.

Hilfe!

Klar, dass alle es gut meinen. Ich weiß, dass sie uns gute Ratschläge geben auf Basis ihrer Erfahrungen oder der ihrer Freunde und dass sie wollen, dass wir es besser machen. Aber: Jeder sagt etwas anderes! Das finde ich sehr verwirrend.

Das einzig Gute an den Tipps ist, dass sie derart unterschiedlich sind, dass ich mich nun frage, was tatsächlich das Richtige ist. Ob es überhaupt ein Richtig und ein Falsch oder einfach nur mehrere Möglichkeiten gibt? Vielleicht gibt es für jede Familie einen anderen richtigen Weg. Wahrscheinlich müssen wir unseren Weg finden, einen, der sich für uns richtig anfühlt. Den zu finden wird unsere Hauptaufgabe.

Insofern bin ich allen, die mir Tipps gegeben haben, dankbar. Wer weiß, ob ich mich auf die Suche nach meinem oder unserem Weg begeben würde, wenn sich alle einig wären. Wie auch immer unser Weg aussehen wird: Wir werden nicht alle Tipps gleichzeitig befolgen können und auch nicht allen Tippgebern gerecht werden können. So viel steht fest.

17. September 2012

Ich wurde heute von der Muse geküsst. Ihr Name ist Gabi. Sie ist Hebamme in dem Klinikum, das wir besichtigt haben und in dem wir entbinden wollen. Ich habe heute Gabis Säuglingspflegekurs besucht. Sehr wichtig für jemanden wie mich, der sich absolut null mit Babys auskennt. Hier habe ich heute ein Stück Weisheit erfahren dürfen. Gabi hat uns den für mich entscheidenden Ratschlag mitgegeben: „Tue das, was dem Kind *jetzt* gut tut und höre nicht darauf, dass es später unangenehme Konsequenzen haben *könnte*. Wenn sich das Bedürfnis des Kindes einmal ändert, ist noch genug Zeit, das eigene Verhalten entsprechend anzupassen." Das bedeutet konkret, dass ich unser Kind mit in unserem Zimmer oder sogar in unserem Bett schlafen lassen kann, wenn es die

Nähe braucht. Wenn sich das Bedürfnis später ändert, können wir die Bedingungen immer noch umstellen. Es ist also Unsinn, dem Kind von vornherein die Nähe zu verweigern auf die Gefahr hin, dass eine Umstellung auf ein eigenes Bett oder ein eigenes Zimmer irgendwann schwierig werden könnte.

Das bedeutet auch, dass ich das Kind sofort beruhigen darf, wenn es schreit. Es ist Quatsch, das Kind schreien zu lassen mit der Begründung, dass es sonst lernen könnte, dass es immer alles bekommt.

Diesen Tipp von Gabi kann man generell auf alle Aussagen anwenden, die Warnungen beinhalten in Form von „sonst" oder „wenn-dann". Besonders deutlich wird das bei der Aussage von Hannas Kinderärztin. Als diese erfuhr, dass Hanna noch immer mit ihrer inzwischen knapp acht Monate alten Tochter gemeinsam in einem Bett schläft, warnte sie: „Sie dürfen Ihre Tochter nicht mehr mit in Ihrem Bett schlafen lassen! Wenn Ihre Tochter keine Lust hat, alleine zu schlafen und Sie das jetzt zulassen, dann können Sie sich auch später nicht durchsetzen, wenn sie keine Lust hat, Hausaufgaben zu machen. Sie müssen Ihre Tochter ein bis zwei Nächte schreien lassen, dann gewöhnt sie sich schon daran."

Hä? Hannas Tochter wird in sechs oder auch in sechzehn Jahren ihre Hausaufgaben nicht machen, wenn Hanna sie weiterhin mit in ihrem Bett schlafen lässt? Was für eine Schlussfolgerung!

Ich finde, Gabi hat völlig recht mit ihrer Aussage, dass man das tun soll, was dem Kind im jeweiligen Moment gut tut.

Außerdem finde ich die Information von Gabi außerordentlich hilfreich, dass das Kind seine Bedürfnisse durch Gestik, Mimik und Körpersprache ausdrückt:

„Hunger beispielsweise drückt es aus, indem es den Mund öffnet, den Kopf hin- und herbewegt, an den Fingern saugt oder unruhig wird. Reagieren Sie bereits auf diese frühen Hungerzeichen, nicht erst auf das Schreien! Weinen und Schreien sind die letzten Mittel des Säuglings, wenn alle anderen Kommunikationsversuche gescheitert sind", erklärt sie.

Eine völlig neue Erkenntnis für mich! Ich dachte immer: Wenn das Baby schreit, hat es etwas, zum Beispiel Hunger, und dann muss man reagieren. Auf die Idee, dass man vorher schon reagieren könnte, bin ich bisher nicht gekommen. Dabei ist das naheliegend und logisch!

Viele praktische Tipps gibt es auch noch. Ich weiß jetzt, welche Pflegeprodukte und Anschaffungen wir nicht brauchen: fast alle.

– Duschgel? – Nein.
– Shampoo? – Nein.
– Schaumbad? – Nein.
– Babylotion? – Nein.
– Puder? – Nein. Verwendet man heute nicht mehr.
– Hunderterpack Windeln? – Nein.
– Kleidung in zehnfacher Ausfertigung in drei verschiedenen Größen? – Nein.

Aber was brauchen wir denn eigentlich? Gabi gibt uns eine Liste mit Dingen, die wir brauchen. Ich liebe sie. Die Listen, meine ich. Wir brauchen nur eine Gesichtscreme und eine Creme, die bei geröteten Babypopo hilft. Eventuell noch Zinkpaste für kleine offene Wunden. Aber die könnten wir später bei Bedarf besorgen. Baden sollten wir das Baby in klarem Wasser. Dafür brauchen wir also nichts. Wenn wir wollten, könnten wir noch 50 Milliliter Öl auf pflanzlicher Basis zum Eincremen besorgen. Das reiche ewig. Eine Babyschale sei wichtig für die Eltern, die ein Auto haben. Eine Babyausstattung in Größe 56 reiche erst einmal aus, inklusive einem Mützchen aus Baumwolle für draußen (sommers wie winters). „Wenn das Baby da ist, sehen Sie seine genaue Größe und können noch weitere, passende Kleidung kaufen", meint Gabi.

Ich erstarre. Wie soll das denn gehen, mit Baby einkaufen? Vor allem im Winter! Unvorstellbar! Wir wollen lieber vorher alles für die kommenden Monate besorgen und nicht nach der Geburt noch einkaufen müssen.

Gabi scheint meine Gedanken zu lesen und lächelt: „Das kriegen Sie schon hin, mit dem Einkauf. Und wenn es wenige Tage nach der Geburt etwas Dringendes zu besorgen gibt, dann schicken Sie einfach den Papa alleine einkaufen."

Ebenso unvorstellbar für mich. Das hieße, dass ich eine Stunde alleine mit dem Baby bin!

„Das Baby braucht nicht viel, außer die Nähe der Eltern", betont Gabi. „Es braucht nicht täglich frische Kleidung. Es kann ruhig drei bis vier Tage dieselben Sachen anhaben. Nur einmal am Tag muss man das Baby ausziehen, die Hautfalten kontrollieren und reinigen, damit sich dort nichts entzündet", erklärt sie. „Bezüglich Windeln reicht eine Packung ‚New Born'. Danach kann man die Größe besser einschätzen und kauft dann die entsprechende."

Oh nein, da ist er wieder, ihr Gedanke, so einfach hopplahopp einkaufen zu gehen mit dem Baby! Die hat Nerven! Ich atme tief durch.

Ein paar Fragen habe ich noch. Ich traue mich fast nicht, sie zu stellen. Doch wen frage ich, wenn nicht sie, meine Gabi? Ich hebe meine Hand. Ich fühle mich wie in der Schule.

Gabi nickt mir freundlich zu.

„Wie oft muss man eigentlich Windeln wechseln? Zweimal am Tag oder jede Stunde ...? Ich meine, wie saugfähig ist eine Windel? Kann das Kind da mehrmals reinmachen oder muss man nach jedem Mal Pipi wechseln?"

Jetzt ist es raus. Ich bin blank. Ich habe keine Ahnung von Babys. Ich werde rot im Gesicht. Peinlich berührt blicke ich zu Boden. Klang das unhygienisch oder macht man das so? Ich weiß es nicht.

Gabi antwortet sachlich und professionell: „Nach jedem Pipi sollte man die Windel wechseln. Das ist etwa alle zwei bis drei Stunden der Fall."

„Ok, danke!" Verstanden. Immer gleich wechseln.

Gabi gibt an der Stelle zu bedenken, dass Windeln ein großes Müllproblem darstellen. „Würde man alle Windeln übereinanderlegen, die ein Kind verbraucht bis es trocken wird, würde das die Höhe des Kölner Doms ergeben."

Mir bleibt der Mund offen stehen. Das ist immens!

Als Alternative zeigt sie uns waschbare Windeln in diversen Kombinationen und Materialien in den unterschiedlichsten Preisklassen. Da gibt es die Windel an sich und saugstarke Einlagen zum Waschen. Über die Einlage kommt noch ein Vliespapier, auf dem der Kot zurückbleibt, während es den Urin durchlässt, und das dann weggeworfen wird. Zu guter Letzt sorgt ein Überziehhöschen dafür, dass die feuchte Windel die Kleidung nicht nass macht. Darüber hinaus gibt es noch Kombinationen aus Windel und Überziehhose, Einteiler sozusagen, die waschbar sind.

Etwa zehn verschiedene Windeln oder deren Bestandteile fliegen an mir vorüber. Ich bin völlig überfordert. Was ist denn das Beste? Und dazu noch bezahlbar? Wo kann man das alles kaufen? Das Überangebot an Kombinationsmöglichkeiten und Materialauswahl macht mich fertig. Ich habe keinen Durchblick. Ich kann nur mitnehmen, dass ich mich hierzu noch einmal separat informieren muss.

Weiter geht's im Eiltempo. Nach den zwei Stunden sollen wir schließlich Babyexperten sein. Wie halte ich das Baby? Wie hebe ich es hoch? Wie stütze ich dabei den Kopf? Wie und wie oft wasche ich das Baby? Wie halte ich es am besten, wenn ich es bade, ohne dass es mir wegrutscht und untergeht?

Oh Gott, das Babybaden müssen wir zu zweit machen! Das überfordert mich alleine, da muss Felix mir helfen. Sonst geht es unter!

Gabi zeigt uns anhand eines Bildes, wie man das Baby in einen Eimer setzen kann. Dann geht es angeblich nicht unter. Sieht komisch und eng aus, aber es scheint sicherer zu sein als das Baden

in den großen Untiefen einer Badewanne. Ich ziehe es in Erwägung.
Dann behandelt Gabi noch die Punkte Nagel- und Nabelpflege sowie Haarpflege und das Thema Schlafen: „Das Baby kann in einem Beistellbett schlafen, kann aber auch mit ins Elternbett. Es genießt die Nähe, es kuschelt so gerne", betont Gabi. „Dabei braucht es aber unbedingt einen eigenen Schlafsack." Angst, dass wir uns darauflegen, bräuchten wir nicht zu haben. Wir müssten nur unbeeinflusst von Drogen und Alkohol zu Bett gehen, dann sei alles ok. Also kein Problem für uns.
Ein großes Problem aber für eine andere Kursteilnehmerin: „Nicht wegen der Drogen oder des Alkohols", sagt sie, „aber wegen der Erziehung. Man verwöhnt das Kind damit viel zu sehr und bekommt es dann nur schwer wieder aus dem Bett heraus. Ich will, dass das Baby von Anfang an in seinem eigenen Bett in seinem Zimmer schläft. Da gehört es hin. Schließlich haben wir auch schon alles eingerichtet."
Ich bin irritiert. Hat sie denn nicht zugehört? Gabi hat doch gesagt, man solle das tun, was dem Kind gut tut, ohne an mögliche spätere Konsequenzen zu denken. Ok, ich muss zugeben, auch ich hatte vorher so gedacht wie diese werdende Mutter – doch jetzt hat mir Gabi die Augen geöffnet. Ihr etwa nicht?
Gabi steigt auf das Thema ein: „Dem Kind tut Nähe unglaublich gut. Kinder brauchen das und Babys kann man nicht verziehen."
Die Andere bezweifelt das. Beide diskutieren hin und her.
Ich hingegen weiß jetzt, wie wir es machen werden. Dass das Baby mit in unserem Bett schläft, können wir vielleicht ausprobieren, aber momentan kann ich mir das noch nicht vorstellen. Da kann ich vermutlich nicht schlafen, denn seit der Schwangerschaft habe ich ein geschärftes Gehör für Kinder. Ich höre bei der Arbeit Babygeschrei aus der Wohnsiedlung gegenüber, wohingegen meine Kollegen nichts hören. Ich höre Babys am anderen Ende der U-Bahn schreien und Kinder in der S-Bahn neben mir atmen.

Jede Regung und jedes Geräusch von Babys nehme ich wahr. Wenn es neben mir im Bett liegen würde, hätte ich bestimmt Probleme einzuschlafen. Aber natürlich wird es in unserem Schlafzimmer einquartiert! Falls es je einen Zweifel gegeben hat, so ist das seit eben beschlossene Sache! Sonnenklar! Wir haben doch Felix' altes Kinderbett von seinen Eltern geschenkt bekommen. Das steht schon aufgebaut neben unserem Bett, und da bleibt es auch mindestens ein Jahr, möglicherweise länger. Denn das tut dem Baby gut und ich denke nicht daran, was das später eventuell für Konsequenzen haben könnte. So wie Gabi gesagt hat. Die andere Kursteilnehmerin hat das offensichtlich nicht verstanden.
Ich fürchte um die kostbare Kurszeit, habe Angst, nicht mehr alles Wichtige zu erfahren, was ich noch wissen muss. Die Zeit ist schnell um und beendet die Diskussion. Die beiden sind sich nach wie vor uneinig.
„Einen Still-BH brauchen Sie noch", meint Gabi zum Schluss. „Damit ist Ihre Liste vollständig." Das klingt gut. Ich bin besänftigt. Ich weiß jetzt alles.

Anschließend ist der Stillvorbereitungskurs. Wieder bei Gabi. Sie weiß alles. Gabi ist nicht nur Hebamme, sondern auch Stillberaterin. Was es nicht alles gibt! Ich bin gespannt, was sie zu erzählen weiß, denn schließlich ist Stillen eine der natürlichsten Sachen der Welt und ich dachte immer, das geht automatisch. Ich war davon ausgegangen, dass da ein urtümlich eingespeichertes Programm abläuft und dass Stillen automatisch gelingt. Dass es dazu einen Kurs gibt, der auch noch zwei Stunden dauert, hat mich grübeln lassen, ob es vielleicht doch etwas mehr zu wissen gibt als „das wird schon". Deswegen sitze ich hier mit etwa 30 anderen Frauen. Der Kursraum ist rappelvoll, was die Vermutung bestätigt, dass meine Ersteinschätzung vielleicht tatsächlich etwas voreilig war.
Gabi stellt zuerst die Frage in die Runde, wer voraussichtlich nicht stillen möchte. Mich wundert die Frage. Warum sollte

jemand hier im Stillvorbereitungskurs sein, der nicht stillen will? Zwei melden sich tatsächlich. Zwei von dreißig. Sie stehen als Außenseiter da. Die Kursteilnehmerin von vorhin, die lange mit Gabi diskutiert hat, ist eine der beiden. Wieso wollen die zwei nicht stillen? Ich käme gar nicht auf die Idee.

„Wenigstens die ersten Tage sollten Sie stillen", versucht Gabi sie zu überzeugen, „das ist so wichtig fürs Immunsystem der Kinder! Je länger Sie Ihr Baby stillen, desto besser ist sein Immunsystem. Außerdem sorgt Stillen für eine intensive Mutter-Kind-Bindung. Stillen ist das Beste fürs Kind", betont sie.

Das dachte ich mir schon. Soweit also nichts Neues. Außerdem halte ich es für enorm praktisch, gerade nachts und unterwegs, denn man hat die Milch immer vorrätig in der richtigen Menge und Trinktemperatur. Ich kann mich noch an die Zeit erinnern, als meine kleinen Cousinen geboren worden waren und welcher Aufwand es war, eine Flasche warm, aber nicht zu warm zu machen, und zwar flott und weder zu wenig noch zu viel, denn das wäre Verschwendung. Mir wäre das zu anstrengend. Gabi meint zwar, die heutige Flaschennahrung sei auch gut und bedenkenlos zu empfehlen, doch enthalte sie eben keine Antikörper. Muttermilch hingegen sei immer perfekt mit entsprechenden Abwehrstoffen auf das Kind abgestimmt.

Gabi nennt noch unzählige weitere Vorteile des Stillens. Zusammenfassend kann man sagen: Wenn ich unser Kind stille, wird es das sozial kompetenteste, klügste und gesündeste aller Kinder mit perfektem Gebiss und einwandfreier Schilddrüse. Ein wahres Wundermittel, diese Muttermilch! Ich staune über das Wunderwerk der Natur.

Die offizielle Empfehlung der Weltgesundheitsorganisation lautet: sechs Monate voll stillen, bis übers zweite Lebensjahr hinaus ergänzt mit Beikost.

Man stillt etwa 15 bis 20 Minuten pro Brust. Dazwischen wickelt man das Kind gegebenenfalls, damit es wieder richtig wach wird, und gibt ihm anschließend die zweite Brust. Danach kann man das Kind schlafen lassen.

Ich überschlage kurz die angegebenen Zeiten: Bei etwa acht bis zehn Stillmahlzeiten pro Tag bin ich zwischen vier und sieben Stunden am Tag nur mit Stillen beschäftigt! So langsam dämmert mir, warum man mit Baby zu nichts mehr kommt. Ich bin schockiert. Für einen Großteil meiner Lebenszeit werde ich vorübergehend zur reinen Milchproduktionsmaschine mutieren! Ich muss an Kühe denken, die an der Melkmaschine hängen. Hmpf. Und das bin ich bald?

Gabis Stimme durchdringt meine abschweifenden Gedanken: „Die Muttermilch ist in den ersten zehn Minuten wässrig, erst danach wird sie fetthaltiger. Das bedeutet, dass ein Kind vermutlich bald wieder Hunger hat, wenn es nach zehn Minuten trinken eingeschlafen ist, da es nur die wässrige Milch bekommen hat. Dann sollte man es später an dieselbe Brust wieder anlegen, damit es noch die fetthaltige Milch bekommt."

Ich ahne, dass Stillen eine Wissenschaft für sich ist. Man kann wohl einiges verkehrt machen. Wie gut, dass ich hier alles erfahre und vor allem mitschreiben kann. Ich habe mir einen großen Block mitgenommen. Das mit dem Merken ist so eine Sache in der Schwangerschaft.

Weiter geht es mit einer Anleitung zum richtigen Stillen: „Man führt immer das Baby zur Brust, nicht umgekehrt. Achten Sie darauf, bequem zu sitzen oder zu liegen! Setzen Sie sich bloß nicht gekrümmt hin und verrenken sich zum Stillen, nur damit das Baby es bequem hat", meint Gabi. „Rückenschmerzen nützen niemandem etwas!"

Ein wahres Wort! Ganz ihrer Meinung!

Ich notiere mir stichpunktartig die wichtigsten Hinweise.

„Kopf und Körper des Babys sollen in einer Linie liegen", sagt Gabi. „Das heißt, man dreht das ganze Baby zu sich, nicht nur den Kopf, sodass Baby und Mama Bauch an Bauch liegen. Wenn

das Baby den Mund weit geöffnet hat, dann, und erst dann, bewegt man das Baby zur Brust und steckt ihm die Brust tief in den Mund. Die Brustwarzenspitze darf dabei ruhig im Übergang vom harten zum weichen Gaumen anliegen. Erfühlen Sie das einmal in Ihrem Mundraum!"
Die Teilnehmerinnen stecken sich zögerlich die Finger in den Mund.
Oh, ich bin überrascht! Das ist weit hinten!
„Ihre Hand hält dabei die Brust von unten, der Daumen liegt über der Brust", ergänzt Gabi. Sie verdeutlicht das an ihrer Brust über der Kleidung.
Ja, das will geübt sein! Da gibt es richtig viel zu beachten. Gut, dass ich den Kurs besuche! Ich staune, was es alles zu wissen gibt zum richtigen Stillen. Man kann viel falsch machen! Wie hat die Menschheit nur Jahrmillionen überlebt ohne diese Kurse? Naja, vermutlich haben die Frauen das voneinander abgeguckt. Da war das noch nicht so mit der Scham, glaube ich zumindest.
„Stillen", fährt Gabi fort „soll man oft und bei Bedarf, also sobald das Baby Hunger zeigt."
Die widerspruchsfreudige Kursteilnehmerin meldet sich: „Meine Oma hat mir gesagt, ich darf nicht beim ersten Schreien zum Kind gehen und es füttern, sonst gewöhnt es sich daran, dass es immer alles bekommt."
Ich blicke Gabi gespannt an. Wie geht sie wohl damit um?
Gabi wiederholt ruhig und sachlich, dass man am besten schon vor dem Schreien das Kind füttere, denn Schreien sei der allerletzte Kommunikationsversuch des Kindes, wenn die Eltern zuvor nicht auf die frühen Hungerzeichen ihres Babys reagiert hätten. Ich bin beeindruckt von Gabis Geduld und ihrem weltverbessernden Elan. Die Andere schweigt. Möglicherweise hat sie es verstanden.
„Gerade Eltern oder Großeltern haben oft noch einige weitere gut gemeinte Ratschläge parat, die nach dem heutigen Stand der

Wissenschaft aber nicht mehr haltbar sind", warnt Gabi. „Dazu gehört auch der Rat, nur alle vier Stunden zu stillen, weil das Kind sonst zu dick wird oder weil sich dann erst wieder genug Milch gebildet hat. Beides ist falsch."
Gabi blickt eindringlich in die Runde.
„Mit den Milchpräparaten von früher konnten die Babys zu dick werden. Da galt die Vier-Stunden-Regel, damit die Babys nicht übergewichtig wurden. Das wurde dann fälschlicherweise auch auf das Stillen mit Muttermilch übertragen. Doch durch Muttermilch kann ein Kind nicht zu dick werden, das ist biologisch unmöglich", erklärt sie. „Was die Milchbildung anbelangt, so zeigt die Wissenschaft heute auf, dass sich die Milch beim Saugen bildet. Sie müssen also nicht warten, bis die Brust wieder voll ist, sondern können jederzeit stillen."
Dass die Brust durch das Stillen hänge, sei übrigens auch ein Ammenmärchen. „Wer eine Veranlagung dazu hat, dessen Brust hängt auch ohne Stillen nach der Schwangerschaft; wegen der Hormonumstellung, nicht aber wegen des Stillens. Lassen Sie sich hier nicht von den Ratschlägen der Verwandten verunsichern."
Wenn etwas beim Stillen nicht so klappen sollte, wie wir uns das vorstellten, könnten wir uns an unsere Hebammen oder Still- und Laktationsberaterinnen in der Nähe wenden sowie an verschiedene Stillgruppen.
„Für alle Stillprobleme gibt es eine Lösung!", betont Gabi und gibt uns noch Tipps zu diversen Cremes sowie einer ominösen Heilwolle, die gut helfen soll.
Das muss ich aufschreiben.
„Auch ein gekühltes Weißkohlblatt in den BH zu legen, kann bei schmerzenden Brustwarzen helfen", sagt Gabi.
Na dann guten Appetit! Meine Brust in ein Kohlblatt einzuwickeln kann ich mir ebenso gut vorstellen, wie meine Beine mit Nutella zu rasieren! Ich bin doch keine Kohlroulade!
Aber wer weiß, wozu es gut ist. Ich notiere es vorsichtshalber.

„Den Still-BH sollten Sie gegen Ende der Schwangerschaft kaufen, und zwar eine Nummer größer als Sie gegen Ende der Schwangerschaft tragen."
Ich werde ein Männertraum!
„Zusätzlich brauchen Sie noch Einmal-Stilleinlagen oder waschbare Einlagen, außerdem Silikoneinlagen zum Baden, um die Brust steril zu halten."
Das finde ich nun weniger attraktiv.
Wie bei den Windeln fliegen wieder zehn verschiedene Einlagen in unterschiedlichen Größen und Materialien an mir vorbei, ohne dass ich letztendlich weiß, welche ich besorgen möchte. Immer dieses Überangebot!
Gabi geht schlussendlich noch auf Flaschennahrung, Flaschengrößen, Flaschensäuberung und Flaschenaufsätze ein für diejenigen, die nicht stillen wollen. Jetzt verstehe ich, warum die zwei Frauen am Kurs teilnehmen, die sich zu Anfang gemeldet haben. Darauf haben sie gewartet. Hier kann ich den Stift getrost zur Seite legen.

27. September 2012
So langsam haben wir uns mit dem Gedanken angefreundet, dass wir wahrscheinlich einen Jungen bekommen. Fast drei Wochen hat es gedauert, bis wir uns umstellen konnten. Jetzt passiert es mir kaum noch, dass ich von „ihr" spreche und mich korrigieren muss. Wir freuen uns jetzt auf unseren Sohn. Leider haben wir für ihn noch keinen schönen Namen gefunden. Aber wir haben noch Zeit. Oder wir hoffen auf eine Eingebung nach der Geburt, wenn wir ihn das erste Mal sehen.
Wegen „ihm" haben wir auch schon Streit gehabt. Wir haben bereits Erstlingssöckchen in Rosa bekommen, von meiner Oma mütterlicherseits, als sie noch davon ausging, dass wir ein Mädchen bekommen. Ich wollte diese Socken heute waschen. Das war für Felix das Zeichen, dass ich willens war, sie unserem Sohn

zukünftig anzuziehen. In der Tat war das meine Absicht. Felix hingegen hat, stellvertretend für die Gesellschaft und deren geschlechtsspezifischen Vorstellungen, vehement dagegen protestiert. Unser Sohn und rosa Söckchen – ein Unding, eine Kastration seiner Männlichkeit und die des Papas gleich mit! Schande über mich, dass ich das auch nur denken konnte!

Ok, er hat es nicht so theatralisch formuliert, aber vom Prinzip her war es das, was er sagte und dachte.

Ich bin hingegen der praktische Typ. Meine Meinung dazu:

Ja, es sind Mädchensocken, aber:

1. Wir haben die Söckchen geschenkt bekommen und müssen somit keine neuen mehr kaufen.
2. Der moderne, selbstbewusste Mann von heute trägt sogar rosa Hemden.
3. Die Socken passen höchstens die ersten zwei Monate.
4. Wir werden die Socken unter den Strampler anziehen, damit die Füße warm bleiben beim Wickeln. Somit wird es kaum jemand sehen – nur die wenigen Menschen, die in den ersten zwei Monaten zu Besuch kommen werden und zugleich beim Wickeln zusehen, also höchstens unsere Eltern, und die nehmen das sicher nicht so genau.
5. Babys können diese zarten Pastelltöne noch nicht erkennen, soweit ich weiß. Entsprechend ist auch keine frühkindliche Prägung zu erwarten. Nur weil unser Sohn anfangs rosa Söckchen trägt, wird das nicht zwangsweise seine Lieblingsfarbe.

Ich finde die Reihe meiner Argumente recht ansehnlich. Gedanklich klopfe ich mir auf die Schulter und steige aufs Siegerpodest. Doch Felix ist nicht offen für meine Argumente. Es ist für ihn ein emotionales No-Go, es stimmt einfach nicht mit den gesellschaftlichen Erwartungen überein. Rosa für Jungen geht gar nicht! Bemerkenswert finde ich dabei, dass Felix die gesellschaftlichen Vorstellungen, was sich für Jungen und was sich für Mädchen

gehört, nur dann hervorzieht, wenn es ihm in den Kram passt.
Felix findet zum Beispiel die Vorstellung grauenhaft, dass unser Sohn einmal Fußball spielen könnte. Felix hasst Fußball. Warum weiß ich auch nicht genau. Dabei sollte ein „echter Junge" das tun – laut unserer Gesellschaft. „Fußball nein, rosa Socken nein, basta!" Felix hat gesprochen.
Vielleicht habe ich auf meinem rosa Sparstrumpfkonto noch irgendwo ein paar Euro für neue blaue Socken. Ist mir auch gar nicht so wichtig. Ich wollte nur einmal meinen Standpunkt erläutert haben.

28. September 2012
Der letzte Arbeitstag. Ich habe meine Arbeit restlos an meine Nachfolgerin übergeben. Sie wird das Projekt gut meistern, das steht außer Frage. Mein Projektteam ist in guten Händen bei ihr. Ich musste mich aber zwingen, nicht zu sagen: „Wenn du noch etwas brauchst oder du noch eine Frage hast, dann melde dich bei mir." Ich habe es bewusst bleiben lassen, aber es war schwer. Sie braucht meine Hilfe eigentlich nicht mehr, das weiß ich. Nur ich würde gerne noch gebraucht werden. Aber so ist es jetzt. Ich gehe und bin nicht mehr für sie erreichbar. Damit ist ein klares Ende geschaffen.
Ein letztes Mal gehe ich in die Kantine mit meinen Lieblingskollegen essen. Es sind eher Freunde als Kollegen, wenngleich wir uns selten außerhalb der Arbeit getroffen haben. Doch ich fühle mich ihnen sehr nah, durch die vertrauensvolle Zusammenarbeit und durch die intensiven persönlichen Gespräche in den gemeinsam verbrachten Pausen. Ihnen geht es ebenso. Eine bietet sogar an, mich im Krankenhaus zu besuchen. Den Wunsch kann ich gut verstehen. Doch ich habe gelernt, lieber einmal mehr „nein" zu sagen. So erkläre ich ihr, dass wir die erste Zeit lieber in Ruhe zu dritt verbringen wollen, ohne Besucher – so gern ich sie auch mag. Ich weiß noch nicht, wie lange diese andauern wird, ob es

Wochen oder Monate sein werden. Ich verspreche aber, mich zu melden, sobald wir bereit sind für Besuch.
Sie versteht es.
Ich bin froh, offen mit ihr darüber sprechen zu können und Verständnis zu ernten. Ein schöner Moment: Freundschaft trotz Grenzziehung.
Danach muss ich meinen Zutrittsausweis abgeben. Das heißt, ich muss mich künftig am Empfang anmelden, wenn ich einmal wieder kommen will. Ich bin ab jetzt Besucher, gehöre nicht mehr richtig dazu.
Ich verlasse die Firma mit gemischten Gefühlen. Einerseits hat mir die Arbeit Spaß gemacht und ich hatte wunderbare Kollegen, mit denen ich sehr gerne und sehr gut zusammengearbeitet habe. Andererseits werde ich die Arbeit nicht vermissen, glaube ich. Ich kann mir gut vorstellen, eine lange Zeit ohne diese Arbeit zu leben, mit meiner neuen Aufgabe.

Im Auto auf der Heimfahrt war das erste Lied im Radio „Over the Rainbow". Da rann ein Kullertränchen über meine Wange. Dieses blöde Lied ist aber auch emotional!
Ich habe versucht, mir bewusst zu machen, dass jetzt, in dem Moment der Heimfahrt, ein neuer Lebensabschnitt beginnt. Aber es ist noch nicht hundertprozentig zu mir durchgedrungen. Vielleicht nächste Woche, wenn ich ein paar Tage daheim bin und noch Sachen fürs Baby besorge.

01. Oktober 2012
Nach dem Wochenende startet heute offiziell mein Mutterschutz. Jetzt sind es noch sechs Wochen bis zum berechneten Geburtstermin. Ab heute muss ich nicht mehr zur Arbeit gehen. Endlich habe ich Zeit, mir Gedanken zu machen, was uns noch alles fehlt für unseren Kleinen, und es zu besorgen. Neben der Arbeit bin ich zu nichts gekommen.

Heute war der vorletzte Termin des Geburtsvorbereitungskurses. Dora erzählt, dass eine Kursteilnehmerin nicht mehr kommen wird. Sie hat ihr Baby schon und braucht den Kurs daher nicht mehr. Ihr Kind kam vier Wochen zu früh.
Stille im Kurs.
Entsetzen. Oh Gott! Sie hat zwei von acht Kursstunden verpasst. Sie wusste noch gar nicht alles, was sie wissen musste, als es losging. Die Arme! Ich hätte Panik bekommen, wenn ich sie gewesen wäre. Trotzdem scheint sie es gut gemeistert zu haben. Wenn unser Kind auch vier Wochen zu früh kommt, dann bleiben mir noch genau zwei Wochen, um alles zu besorgen. Es ist zwar wenig wahrscheinlich, aber dennoch möglich. Allerhöchste Zeit also, in die Hufe zu kommen!
Dora hat uns heute aufgeklärt. Ich hatte ein Aha-Erlebnis! Nicht die sexuelle Aufklärung, für die wären wir in der Tat zu spät dran, wohl aber die Aufklärung, was da bei den Vorsorgeuntersuchungen beim Frauenarzt im Mutterleib vor sich geht. Dora erklärte uns, dass ein Ultraschall das Fruchtwasser in Schwingung bringe. Das hämmere ans Ohr des Kindes, und zwar in einer Lautstärke, die vergleichbar ist mit der, die vorherrsche, wenn ein Zug im Tunnel an einem vorbeifahre. Beim CTG das Gleiche. Auch dieses versendet Ultraschallsignale. Darum schlagen und treten Babys während des CTGs teilweise gezielt gegen die Stellen, an denen die Sensoren angebracht sind.
Oh Gott, mein armes Kind! Was habe ich ihm angetan? Das hat mir meine Frauenärztin natürlich verschwiegen. Sie sagte: „Heute machen wir CTG, danach Ultraschall." Sie hat nicht einmal erklärt, was ein CTG misst, geschweige denn hat sie mir erklärt, was sie daraus für Erkenntnisse gewonnen hat, nachdem die Messung fertig war.
Dora erklärt, dass beim CTG einerseits die Herztöne des Kindes und andererseits die Wehentätigkeiten aufgezeichnet werden sollen. Die Aussagekraft eines CTGs in den 20 Minuten, während

der das Gerät üblicherweise angeschlossen ist, sei aber vernichtend gering. Manche Ärzte machten nur deswegen ein CTG, weil andere Ärzte es machten und weil Schwangere sich darüber unterhielten. Wenn dann die eine hört: „Ich habe ein CTG bekommen." und sie selbst hat keins bekommen, dann denkt sie, sie sei bei einem schlechten Arzt.

Ich bin entsetzt. Wieder einmal. Über meine Frauenärztin im Speziellen und überhaupt über alle Frauenärzte, die ein CTG durchführen.

Mein Entsetzen wird noch größer, als Dora uns erklärt, was bei einem Kaiserschnitt auf uns zukäme. Für den Fall der Fälle will sie uns gedanklich vorbereiten. Bei einem Kaiserschnitt wird man demnach auf den Rücken gelegt, die Beine werden angewinkelt und festgeschnallt. Die Arme werden ebenfalls festgeschnallt. Man bekommt einen Katheter in den Arm und ein Herzschlagmessgerät. Nach einer PDA, also dem Betäuben der unteren Körperhälfte, wird dann ein Schnitt auf Höhe des Schambeins gemacht.

Festgeschnallt, bewegungsunfähig, PDA, Schnitt – grauenvolle Worte in meinen Ohren! Klingt wie Folter. Dass ein Kaiserschnitt die schlechtere Alternative im Vergleich zur spontanen Geburt ist, war mir vorher klar. Doch wie das Ganze abläuft, darüber hatte ich mir noch nie Gedanken gemacht. Hoffentlich bleibe ich davon verschont! Man kann wohl eine Woche nach einem Kaiserschnitt noch nicht richtig laufen. Es muss ein großer Eingriff sein, der meine Vorstellungskraft sprengt. Ich als Atheistin bete darum, dass ich auf normalem Wege gebären kann. Möge irgendjemand meine Gebete erhören, bitte, bitte!

9. Monat

05. Oktober 2012

Wieder ein Vorsorgetermin bei meiner Frauenärztin. Diesmal ist der Termin vormittags und ich gehe alleine hin. Zuerst führt mich die Arzthelferin standardmäßig in ein extra Zimmer zum CTG. Ich werde nicht gefragt. Ich wage auch nicht so recht, es abzulehnen, will erst einmal abwarten und prüfen, wie es unserem Kleinen dabei geht. Ach, am liebsten würde ich das gar nicht mitmachen, nach allem, was ich jetzt weiß, doch ich traue mich nicht zu widersprechen!

Ich begebe mich also auf die Liege, die Arzthelferin legt das CTG an und verschwindet aus dem Zimmer. Nach etwa einer Minute tritt und boxt unser Kleiner mit aller Kraft, und zwar genau an die Stelle, an der die Sensoren an meinem Bauch angedockt sind – wie Dora gesagt hat. Es geht ihm also schlecht. Ich hasse das CTG sofort, als ich das bemerke.

Normalerweise kommt die Arzthelferin nach wenigen Minuten zurück, um zu prüfen, ob das CTG korrekt liegt und Daten erfasst. Den Zeitpunkt will ich nutzen und ihr erklären, dass ich das CTG abbrechen möchte. Doch sie kommt und kommt nicht. Aus dem Zimmer hinausschreien und sie rufen will ich nicht, denn es sind andere Patientinnen im Gang. Unser Sohn tritt kräftig weiter. Ich gerate in einen argen Gewissenskonflikt und verachte mich selber dafür, dass ich es nicht wage, so ein dämliches Gerät einfach abzumachen und dazu zu stehen, dass ich das nicht möchte. Der Kleine boxt und boxt, und ich habe Mitleid mit ihm und ein schlechtes Gewissen, weil ich es zulasse, dass es ihm schlecht geht.

Zehn Minuten sind vergangen, niemand ist hereingekommen. Zehn Minuten, die mir vorkamen wie Stunden. Zehn Minuten im Tunnel neben einem vorbeirauschenden Zug stehen! Und ich lasse das zu?

Nein! Ich allein kann etwas an der Situation ändern. Ich bin für meinen Sohn verantwortlich, nicht die Ärztin!

Ich löse die Sensoren von meinem Bauch, gegen alle zu erwartenden Widerstände.
Sofort beruhigt sich unser Kleiner. „Gut gemacht, Mama", denke ich mir und klopfe mir selber auf die Schulter. Ich streichle meinen Bauch und summe beruhigend vor mich hin. Ich habe das Richtige getan. Es hat viel zu lange gedauert, aber es war der richtige Schritt.
Nach weiteren zehn Minuten kommt die Arzthelferin wieder. Sie ist erstaunt. „Sie haben das CTG abgemacht?"
Ich rechtfertige mich: „Es lief zehn Minuten, aber der Kleine hat sich so gewehrt, dass ich es abgemacht habe."
Sie prüft den Ausdruck von beiden Seiten. „Er ist leer."
Na toll, jetzt hat sie das Ding falsch angelegt und unser Kleiner hat umsonst gelitten! „Ich habe es zehn Minuten dran gelassen!", beteuere ich meine Unschuld.
„Wir müssen das CTG noch einmal machen", sagt sie und zeigt auf das leere Papier.
„Nein, das müssen wir nicht!", widerspreche ich. „Ich möchte es nicht mehr machen."
Ihre Augenbrauen gehen nach oben. „Das müssen Sie mit der Ärztin absprechen", verweist sie mich.
Ich darf also bei der Ärztin vorsprechen. Diese sagt: „Wir müssen das CTG nochmals machen!"
Ich erkläre ihr: „Ich möchte das nicht, weil der Kleine dagegengetreten hat und es ihm nicht gut tat."
Die Ärztin stutzt. Sie legt den Kopf schief. „Man kann damit frühzeitig Entwicklungstörungen des Kindes entdecken", argumentiert sie.
Hä?! Und dann? Was kann man dann tun? Nein, ich will es gar nicht wissen, ich frage nicht nach. Sie redet weiter: „Das Baby boxt, weil das CTG eng anliegt und es sich dort ein kleines bisschen eingeengt fühlt." Ich bezweifle das. Bei engen Hosen bleibt er auch ruhig.

„Es ist absolut nicht schädlich für das Kind", betont sie und blickt mich prüfend an.
Das glaube ich ihr sogar. Es mag sein, dass man 20 Minuten in einem Tunnel stehen kann, während ein Zug nach dem anderen an einem vorbeirauscht, ohne dass man einen bleibenden Schaden davon trägt. Dennoch muss ich unserem Sohn etwas Unangenehmes nicht antun, gerade wenn mir der Nutzen des Gerätes nicht verständlich gemacht wurde.

Ich fühle das Spannungsfeld zwischen Ärzten und Hebammen, und ich bin mittendrin. Die einen sagen, CTG nützt etwas und schadet dem Kind nicht. Die anderen sagen, CTG nützt nichts und es geht dem Kind dabei schlecht.
Egal, ob ich mich nun für oder gegen das CTG entscheide, ich werde es immer einem von beiden nicht recht machen. *Ich* muss also die Entscheidung treffen. Eine Entscheidung, die ich für richtig halte.

„Ich möchte kein CTG mehr", wiederhole ich.
Was soll die Untersuchung bringen? Wie alt ist die Menschheit? Und wie viele Jahre gibt es CTGs im Vergleich dazu? Wie konnte die Menschheit bisher ohne CTGs überleben?
„Kann denn Ihre Hebamme bei der Vorsorge in zwei Wochen ein CTG machen?", fragt die Ärztin in der klaren Erwartung, dass dieses CTG nachgeholt wird.
Ich sage schnell „Ja", ohne zu wissen, ob meine Hebamme wirklich so ein Gerät hat, und in der Vermutung, dass meine Hebamme ein CTG ablehnt. Es ist also wahrscheinlich ein gelogenes „Ja", aber ich will dem Druck der Ärztin ausweichen.
Sie notiert abschließend im Mutterpass: „Patientin hat CTG abgelehnt."
Jetzt ist es schwarz auf weiß. Ich bin verantwortlich. Ich bin schuld, wenn Was-auch-immer unerkannt bleibt. Das ist ok für

mich. Ich bin stolz auf mich und habe wieder etwas gelernt: *Ich bin verantwortlich für mein Kind.*

10. Oktober 2012

Felix kommt zurzeit immer total gestresst von der Arbeit nach Hause. Er könnte auch eine Auszeit gebrauchen, wie ich sie jetzt im Mutterschutz habe. Ich habe endlich Zeit, mich gedanklich auf unser Baby einzustellen und zu überlegen, was es noch vorzubereiten und einzukaufen gibt, wie wir zu dritt miteinander leben wollen und mit dem Kind umgehen wollen.

Ich habe zum Beispiel heute das Kinderbettchen bezogen, in freudiger Erwartung. Das war schon etwas Besonderes. Das wollte ich unbedingt noch tun, bevor es losgeht. Wenn wir aus dem Krankenhaus zurückkommen, können wir unseren Kleinen gleich ins fertige Bettchen legen.

Felix hat dafür leider keinen Kopf. Bei ihm dreht sich weiterhin alles nur um die Arbeit, auch wenn der Geburtstermin immer näher rückt. Obwohl sich auch sein Leben komplett ändern wird, kann er sich kaum darauf einstellen. Es fehlt ihm einfach die Ruhe dafür.

Ruhe habe ich hingegen zur Genüge. Da kommt einem manch komischer Gedanke: Wenn ich zum Beispiel auf der Toilette hocke und große Sitzung habe, dann frage ich mich, ob das Baby herauskommen könnte, wenn ich zu stark drücke. Ganz schön peinlich, eigentlich. Ob das anderen Schwangeren auch so geht?

Manchmal fühle ich auch ein regelmäßiges Zucken in meinem Hintern. Unser Kleiner hat dann Schluckauf. Sein kleines Köpfchen hickst in meinem Becken. Manchmal zuckt auch mein ganzer Bauch mehrmals schnell hintereinander. Großer Schluckauf. Wieder zu hastig Fruchtwasser getrunken, mein Kleiner?

Dafür lässt er mich derzeit auf beiden Seiten schlafen. Noch vor wenigen Wochen hatte er regelmäßig rebelliert, wenn ich auf einer bestimmten Seite lag, und zwar so lange, bis ich mich umdrehte.

Vorher war an Schlafen nicht zu denken. Dora sagte uns dazu: „Gewöhnt euch schon einmal daran: Das Kind gewinnt immer!"

12. Oktober 2012

Die Frage „Was brauchen wir noch alles?" ist schwierig zu beantworten. Wenn man durch ein Möbelhaus schlendert, wird schnell klar: Als gute Eltern müssen wir richtig investieren!
Grundausstattung Nummer eins: Man braucht ein Babybett mit Gittern, damit das Kind im Schlaf in seiner Hilflosigkeit nicht herausfällt. Wir müssen unser wertvollstes Gut schützen! Wir haben zwar schon ein Gitterbett, aber die vermutlich milbenbefallene Matratze müssen wir erneuern.
Außerdem fehlt uns sämtliches Zubehör. Das schützende Gitter muss nämlich geschützt sein, was wiederum dem Schutz des Kindes dient. Also einen Stoff vor dem Gitter befestigen! Damit sich keine Fingerchen oder Ärmchen darin verfangen. Das soll außerdem vor Luftzug schützen. Damit sich das Allerheiligste nicht erkältet. Stabil, höhenverstellbar und vor allem klein soll das Bett sein, damit der Winzling sich darin nicht verloren fühlt und damit man bald ein größeres Bett kaufen muss.
Bloß keine Kissen! Das Baby könnte darin ersticken.
Dann noch das Fliegenschutzgitter-Himmel-Ding. Soll das Bett verschönern, die richtige Atmosphäre schaffen! Wie eine Blümchengardine im Knast. Damit unser Schatz von den Gitterstäben abgelenkt wird und sich am feinen Moskito-Gitter erfreut. Oder nur zur Freude der Erwachsenen? Der Eltern und der Besucher?
Eine neue, feste Matratze für den zarten Babykörper muss aber sein. Damit die instabile Wirbelsäule des Lieblings nachts nicht verkrümmt. Damit ist das Schlummerparadies perfekt.
Dann die Wickelkommode. Ganz wichtig! Grundausstattung Nummer zwei. Windeln, Cremes, Pasten, Bodys, Söckchen ... alles muss darin Platz haben. Mehr als einfach nur eine Kommode! Ein Allrounder! Wickelfläche in bequemer Höhe, rückenfreundlich für

die Eltern. Randleisten, seitlicher Fallschutz für das Baby. Entspannte Eltern. Dazu eine Wickelauflage, damit das Kind weich und geschützt liegt. Macht Wegrollen unmöglich. Eine sichere Sache! Teddybärenmuster, sichtbar für die Eltern, als malerische Umrahmung des Sprösslings. So macht Wickeln Spaß!
Daneben ein Mülleimer? Nein – ein Windeleimer! Geruchssicher, bakteriensicher, luftdicht verschlossen. Einhandbedienung oder Fußhebelsystem. Komfort und Hygiene vereint.
Darf's dazu vielleicht ein optisch passender Kleiderschrank sein? Das Kleine wird nicht bei den Flodders einziehen, sondern in ein gesittetes Elternhaus. Zeitlos schön, funktional durchdacht – sehr gerne!
Eine verspielte Wiege oder ein Stubenwagen fürs Wohnzimmer noch dazu? Ein Nestchen mit Himmel. Damit das Kind tagsüber ins Wohnzimmer kann und nicht den ganzen Tag im Bett bleiben muss. Für mitdenkende Eltern! Wie gemütlich das Allerliebste es dort haben wird! Wie kuschelig! Gerne würde ich darin liegen wollen! Oh, der kleine Schatz wird es gut haben!
Darf's sonst noch etwas sein? Ein Laufgitter vielleicht? Gibt es heutzutage dreifach höhenverstellbar und mit Rollen unten dran, damit man den Liebling bei einem Raumwechsel mitnehmen kann. Wow, was für ein Fortschritt! Da haben sich findige Tüftler Gedanken gemacht!
Soll's ein bisschen mehr sein? Mehr als reine Funktionsmöbel? Wie wäre es mit ein bisschen Dekoration? Drückt Vorfreude und Liebe aus. Bunte Kinderlampen, Tierbilder, Wanddekoration, Spielzeugtruhen, Spielteppiche, farbenfrohe Gardinen und Vorhänge runden das perfekte, vorzeigbare Kinderzimmer ab.
Wir können für schlappe tausend Euro ein komplettes Kinderzimmer ausstatten. Alternativ können wir für denselben Preis eine einzige Wickelkommode erstehen, in bezauberndem Design mit stilvollen Akzenten und eleganter Optik, vereint mit perfekter Funktionalität – und das Ganze aus hochwertigem, pflegeleichten

und strapazierfähigen Material (Spanplatten?!), welche die Herzen höher schlagen lässt.

Ich fühle mich verkehrt in den Möbelhäusern.
Ich erkenne den Sinn, den diese Sachen haben oder haben sollen, doch frage ich mich, ob wir all das brauchen. Braucht ein Neugeborenes ein voll ausgestattetes Zimmer? Braucht ein Kind überhaupt ein eigenes Zimmer? Früher gab es das auch nicht, da gab es ein Wohnzimmer für alle und ein Schlafzimmer für alle. Und ganz früher, da gab es nicht einmal Zimmer, da gab es Höhlen, und ich bin mir sicher, dass nicht jedes Kind seine eigene Höhle hatte.
Aber gut, heutzutage und hierzulande ist es so: Ein Kind braucht sein eigenes Zimmer! Aber braucht denn ein Neugeborenes, ein Einjähriger, ein Dreijähriger oder erst ein Schulkind ein eigenes Zimmer? Keine Ahnung! Ich kenne keine Kinder! Ich habe keine Kinder! Woher soll ich das wissen?
Wieso sollten wir vor der Geburt ein Zimmer komplett ausstatten, wenn wir nicht wissen, ob oder wann wir die Möbel brauchen werden? Also sparen wir uns erst einmal die Luxusvariante.
Sofort kommt das schlechte Gewissen auf und das üble Gefühl, knauserig zu sein. Unser Baby, das Wertvollste und Wichtigste, was wir haben, bekommt quasi nichts – außer uns. Sparen wir am falschen Ende? Sparen wir an unserem wunderbaren, wertvollen Kind, während wir für uns selbst nach dem Umzug die tollsten Möbel herausgesucht haben?
Den Gedanken versuche ich bewusst zur Seite zu schieben. Keine Möbel zu kaufen hat nichts mit geringer Wertschätzung zu tun. Es fühlt sich einfach richtig an. Das schlechte Gewissen kommt von den gesellschaftlichen Erwartungen, die auch auf mich Einfluss haben.
Unser Kind kann tagsüber auf der Couch liegen, es braucht keine Wiege. Dort sieht es auch viel mehr. Wickeln können wir es

vorerst auf der Waschmaschine. Sollte der Platz dort irgendwann zu klein werden, können wir immer noch eine Wickelkommode kaufen. Vielleicht aber brauchen wir dann keinen Platz zum Wickeln mehr. Wer weiß?

Zum Thema Laufstall hat mir meine Oma mehrfach eine Geschichte über meinen Onkel erzählt. Mein Onkel, der Zahnarzt, schon als Baby schlau, war wiederholt dem Laufstall entkommen. Alle wunderten sich, wie er das angestellt hatte. Daraufhin stellte meine Oma sich einmal schlafend, um ihn beim erneuten Ausbüchsen heimlich zu beobachten. Sie machte eine erstaunliche Entdeckung: Mein Onkel hat eines der beiden Kissen, die im Laufstall lagen, nach draußen geworfen. An einer Ecke des Laufstalls hat er sich auf das noch innen liegende Kissen gestellt, ist über das Gitter geklettert und auf dem draußen liegenden Kissen gelandet. So kam meine Oma zu der Erkenntnis, dass sie auf den Laufstall verzichten kann. Da eine solche Intelligenz wie die meines Onkels sicher familiär bedingt ist und somit auch an mein Kind weitergegeben wird, verzichte ich gerne auf die nutzlose Anschaffung eines Laufstalls.

Dem Überangebot an Babymöbeln entsprechend gibt es auch ein Überangebot an Babykosmetik. Es gibt Cremes, Shampoos, Badezusätze, Duschgele in allen möglichen Preisklassen. Alle selbstverständlich super natürlich und ohne irgendwelche Zusätze – bis man sich dann die Inhaltsstoffe durchliest.

Doch das betrifft nicht nur Babys. Auch die Erwachsenen haben jeweils eigene Cremes für Männer und für Frauen, für Gesicht, Augen, Hände, Füße, Körper und Problemzonen, je nach Hauttyp (trockene Haut, Mischhaut, fettige Haut), je nach Alter für junge Haut oder für reife Haut, gegen Falten jeglichen Alters, gegen Cellulite, mit und ohne Sonnenschutz, mit oder ohne Tönung je nach Hauttyp (hell, mittel, dunkel) sowie mit oder ohne Deckkraft. Felix hat neulich beim Kauf seines Duschgels ein echtes Schnäppchen gemacht. „3 in 1: Für Gesicht, Körper und Haare."

Wow, mit dem Kauf dieses Duschgels hat er sich den Kauf von zwei anderen Sachen erspart! Muss man erst Mutter werden, um diesen Konsum-Wahnsinn in all seinen Ausmaßen zu durchschauen?
Ich schon.

13. Oktober 2012
Brauchen wir das Gitterbett oder kann unser Schatz mit in unserem Bett schlafen? Ich kenne das aus meiner Familie nur so, dass ein Baby in einem separaten Bettchen schläft, sei es in seinem eigenen Zimmer mit Babyphone oder neben dem Elternbett.
Doch die Möglichkeiten und Meinungen scheinen mittlerweile vielfältiger geworden zu sein:
Das Baby kann im Beistellbett, Gitterbett oder Elternbett schlafen. Dabei gibt es verschiedene Kombinationsmöglichkeiten: Das Baby kann zuerst im Beistellbett und später im Gitterbett schlummern. Alternativ kann es zuerst im Elternbett schlafen und später im Gitterbett. Für jede Variante kann man Vorteile finden – manchmal mehr für die Eltern, manchmal für die stillende Mutter, manchmal für das Baby und teilweise eine Kombination daraus. In einem sind sich aber alle Eltern, mit denen ich über dieses Thema gesprochen habe, einig: Mit spätestens einem Jahr braucht ein Kind ein eigenes Bett..
Aber wieso muss das Kind eigentlich mit einem Jahr aus dem Elternbett ausziehen? Es könnte noch länger dort schlafen, oder? Ich muss an eine Freundin aus der Schulzeit denken, deren kleiner Bruder mit neun Jahren noch im Elternbett schlief. Damals war meiner Freundin und mir das sehr suspekt und wir waren uns einig: „Das ist nicht gut für den Bruder." Mittlerweile ist er erwachsen und wirkt ganz normal auf mich. Scheinbar hat es ihm doch nicht geschadet.
Ich habe heute die E-Mail einer Studienfreundin gelesen, die derzeit mit ihrem Mann in Rumänien lebt. Ihr Sohn ist drei Jahre alt

und ihre Tochter eins. Sie schreibt mir, dass sie alle zusammen im Familienbett schlafen und es ihnen gut damit geht. Sie ernten zwar Unverständnis in ihrem Umfeld dafür, aber für sie ist es das Richtige.

Der Gedanke ist neu für mich: ein Familienbett, in dem Eltern und mehrere Kinder zusammen schlafen. Hört sich gemütlich und kuschelig an. Erinnert mich an früher, an ganz früher, an Geschichten vor meiner Zeit.

Wie ist das bei den Urvölkern in Afrika oder Südamerika? Hm, ich war weder in Afrika noch im südamerikanischen Dschungel und will ganz sicher nicht verschiedene Völker über einen Kamm scheren, aber irgendwo da ist es bestimmt normal, dass die Eltern jahrelang nachts zusammen mit den Kindern kuscheln, bis ihre Kinder große Kinder sind. Machen das die Wilden, die Unzivilisierten nur deshalb, weil sie es nicht besser wissen oder nicht dieselben Möglichkeiten haben wie wir? Oder machen sie das deshalb, weil die Babys Schutz vor wilden Tieren brauchen, was bei uns überflüssig ist? Oder machen sie es instinktiv, weil es den Kindern ebenso wie den Eltern gut tut? Ehrlich gesagt, ich weiß es nicht, aber es fühlen sich die Gedanken richtig an, die mir Wärme und Nähe zu meinem Kind gestatten. Ich finde es überraschenderweise nicht rückständig, sondern natürlich.

Das erinnert mich an das Buch „In Liebe wachsen. Liebevolle Erziehung für glückliche Familien" von Dr. Carlos González, das ich vor Jahren einmal auf Almas Empfehlung gelesen habe. Der Autor erklärt, dass es normal ist, dass Babys umgehend aus Leibeskräften schreien, sobald sie alleine gelassen werden. Babygeschrei weckt in den Menschen den sofortigen Drang wiederzukommen, es auf den Arm zu nehmen und zu beruhigen. Nur diese Babys haben über die Jahrtausende überlebt. Diejenigen, die bei einer Trennung von der Mutter ruhig blieben und erst zwei Stunden später schrien, wurden vielleicht vergessen und haben dann eine hungrige Hyäne auf sich aufmerksam gemacht. Es haben also nur diejenigen überlebt, die immer, tags wie nachts, die sofortige und ständige Nähe eines Erwachsenen eingefordert haben – und wir sind ihre direkten Nachkommen.

Folglich ist es aus der Sicht des Babys verständlich, dass es umgehend schreit, wenn es alleine irgendwo liegt. Es weiß nicht, dass es im sicheren Kinderzimmer ist und dass sich die nächste Hyäne im Zoo hinter Gittern befindet. Es weiß nur, dass es allein ist – und das bedeutet Gefahr, Angst, Tod! Das Kind braucht und fordert daher die Nähe der Eltern. Entsprechend macht ein Familienbett Sinn.

Ich erinnere mich genau, wie ich als Kind viele Abende allein in meinem Zimmer im Dunkeln lag, die Bettdecke bis zum Kinn hochgezogen. Ich habe mit weit aufgerissenen Augen das Zimmer abgesucht. Ständig schien sich irgendetwas zu bewegen und ich hätte gerne Licht angemacht, um nachzusehen. Doch ich war zu ängstlich, um meine Hand aus der Sicherheit der Decke hervorzustrecken und das Licht anzuschalten. Stattdessen schaute ich mehrmals ganz genau hin und lauschte intensiv in die Stille, bis ich mehr oder weniger sicher war, dass sich da wohl doch nichts bewegte. Über Jahre hinweg hatte ich Angst, in meinem eigenen Zimmer einzuschlafen. Bestimmt bis ich zehn Jahre alt war. Noch schlimmer waren die wenigen Abende in meiner Kindheit, an denen meine Eltern abends ausgingen. Unmöglich, an Schlaf zu denken! Ich blieb wach, bis sie wiederkamen.

An meiner Heizung hatte ich immer ein Seil festgebunden. Wenn man es aus dem Fenster herunterließ, reichte es genau bis zum Fenstersims unter uns. Wenn ein Einbrecher gekommen wäre, hätte ich daran aus dem ersten Stock bis zum Fenster im Erdgeschoss hinunterklettern und den letzten Meter springen können – so hatte ich es mir zumindest immer vorgestellt. Eingetroffen ist der Fall zum Glück nie.

Erst beim Auszug aus meinem Elternhaus habe ich das Seil abgemacht und kurzfristig mit dem Gedanken gespielt, es in meinem

Studentenzimmer anzubringen – aber das habe ich nach rationaler Überlegung doch gelassen.

Wenn ich daran denke, kann ich mir kaum vorstellen, unser Baby oder Kind allein in einem Zimmer oder auch nur in einem eigenen Bett schlafen zu lassen, solange es Angst im Dunkeln haben könnte.

Unser frisch bezogenes Gitterbettchen wird also wahrscheinlich leer bleiben. Unser Sohn wird mit uns im Bett schlafen, das erste Jahr und auch darüber hinaus. Ich kann mir nicht vorstellen, unser Kind nach einem Jahr rauszuwerfen. Wie würde ich als Erwachsener mich fühlen? Wenn ich ein Jahr lang jede Nacht eng an meinen Partner gekuschelt schlafe und er mir nach einem Jahr sagt: „Du musst jetzt woanders schlafen, ich will getrennte Betten und getrennte Schlafzimmer. Das ist normal nach einem Jahr, was hast du denn?" Ich würde mich ausgestoßen fühlen, ungeliebt und unverstanden. Ja, ich würde protestieren.

Aufgrund dieser Erkenntnis bleibt eigentlich nur eine Option: Wenn wir unseren Sohn mit uns zusammen in einem Bett schlafen lassen, dann dürfen wir ihn nicht zu einem vorab festgelegten Zeitpunkt hinauswerfen. Wann er auszieht, das sehen wir zu gegebener Zeit. Ich bin da ganz entspannt. Mal ehrlich: Welcher Jugendliche schläft noch im Elternbett? Sie werden alle früher oder später freiwillig ausziehen. Wir werden vorab keinen Zeitpunkt definieren, wann er woanders schläft, sondern mit ihm zusammen den Zeitpunkt bestimmen.

Soweit meine Vorstellung. Vielleicht kommt es anders als ich es mir jetzt denke. Vielleicht reicht es mir schon bald mit dem gemeinsamen Bett. Ich bezweifle das, aber wenn, dann kann ich mich immer noch anders entscheiden.

14. Oktober 2012

Ich spreche mit Alma über die Themen, die mich derzeit beschäftigen. Alma denkt stets ein bisschen weiter als alle anderen. Ich habe das Gefühl, als ob bei Gesprächen mit ihr immer ein Funke ihrer Weisheit auf mich überspringt – ohne dass sie dabei ein Fünkchen verliert. Das ist bereichernd und inspirierend.

Obwohl Alma noch keine Kinder hat (und immer noch nicht schwanger ist), hat sie sich über alle Themen rund ums Familienleben schon seit Jahren Gedanken gemacht. Faszinierend für mich, die ich sechs Wochen vor der erwarteten Geburt zum ersten Mal darüber nachdenke! Jedenfalls haben wir einiges zu diskutieren.

Alma erzählt mir von ihrer Bekannten, die einst ein paar Jahre in Afrika lebte. Irgendwo in Afrika – genauer kann sie es mir auch nicht sagen. Alma bestätigt meine Vermutung, dass die Kinder dort, irgendwo in Afrika, bei ihrer Mutter schlafen. „Die Babys haben Tag und Nacht Körperkontakt und schreien nie, weil die Mütter ihnen das geben, was sie brauchen", erklärt sie.

Nie! Was für ein Wunder! Aber auch logisch. Ich verstehe: Die Babys brauchen nicht zu schreien. Sie bekommen alles, was sie brauchen, weil ihre Mütter sofort reagieren, wenn sie ein Bedürfnis äußern. Wie absurd mir plötzlich der Gedanke vorkommt, man könne und müsse erst dann reagieren, wenn das Baby schreit. Wenn ein Erwachsener schreit, ist auch einiges zuvor passiert. Dann hat er vorher vergeblich versucht, auf andere Weise eine Botschaft herüberzubringen. Beim Baby ist es genauso.

Auf einmal wird alles klar und deutlich, noch mehr als zu dem Zeitpunkt, als Gabi es mir vor Augen führte. Es fühlt sich richtig an, unser Kind bei uns schlafen zu lassen, die Nähe zuzulassen, unser Kind viel zu tragen statt es in einem Kinderwagen zu schieben. Hierzulande halten viele Eltern ihr Baby permanent auf Distanz: Nachts verfrachten sie es in ein extra Bett, tagsüber in den Kinderwagen oder in die Wiege – kaum aber tragen sie es am Körper.

Wir kommen auch auf das Thema Windeln zu sprechen. Ich erzähle ihr, dass wir überlegen, waschbare Windeln zu verwenden,

aus ökologischen Gründen, um einen Kölner Dom an Müllbergen zu vermeiden. Alma findet das gut, kann es sich aber nicht vorstellen. „Wirft man dann die vollen Windeln in die Waschmaschine?", fragt sie. „Das wäre eklig!"
„Ja, da gebe ich dir recht", bestätige ich, „das geht gar nicht. Aber so ist es nicht. Man legt ein Vlies über eine Baumwolleinlage. Das lässt den Urin durch und fängt das Grobe auf. Das wirft man dann weg. Man wäscht nur die Baumwolleinlage. Über das Ganze zieht man dem Baby eine Überziehhose, damit die Kleidung trocken bleibt", erkläre ich.
„Aha! Ja, jetzt kann ich mir das vorstellen."
„Vom Prinzip ist es so, aber da gibt es dann noch unterschiedlichste Materialien und Preisklassen, und wo man das Ganze herbekommt, das weiß ich alles auch noch nicht", beklage ich das existierende Überangebot – das ich bisher nirgendwo gefunden habe außer in dem Babypflegeseminar von Gabi. In Drogerien oder Supermärkten findet man nur die Wegwerfwindeln.
Alma berichtet von ihrer Bekannten aus irgendwo in Afrika: „Sie hat dort windelfreie Babypflege kennengelernt, und das macht sie seit ihrer Rückkehr auch in Deutschland mit ihren Kindern – und erntet dabei viel Widerstand in ihrem Umfeld."
„Ohne Windeln? Wie soll das denn gehen?", frage ich. Im Supermarkt, im Auto, in der Großstadt, eigentlich überall in der Öffentlichkeit mit den Ausscheidungen, die unberechenbar jederzeit und überall auftreten können, die einen bloßstellen und in peinliche Situationen bringen können? Ich schüttle den Kopf. „Ich kann mir das überhaupt nicht vorstellen."
„Genau kann ich es dir auch nicht sagen, aber sie reagiert auf die Zeichen der Babys und hält sie dann übers Klo oder irgendwo anders hin."
„Ja, jetzt wo du es sagst! Ich habe mal ein Buch darüber gesehen", fällt mir ein. Ich habe es nicht gekauft, denn damals war es nicht relevant für mich, wenngleich ich es ungeheuer spannend fand,

weil ich es mir nicht vorstellen konnte. Das Buch handelt von dem im Deutschland des 21. Jahrhunderts längst vergessenen Wissen, dass das Baby zeigt, wenn es muss, und man dann das Baby irgendwo hinhalten kann, wo es sich erleichtern kann.
Spannend! Ich muss dieses Buch wiederfinden! Im Internetzeitalter zum Glück kein großes Thema. Ich will wissen, wie das gehen soll ohne Windeln! „Danke, Alma!"

Jetzt ab ins Internet! Ich suche, finde und bestelle zwei Bücher: Von Ingrid Bauer: „Es geht auch ohne Windeln!" und von Jean Liedloff: „Auf der Suche nach dem verlorenen Glück".
Letzteres wurde mir zu der Bestellung des Windelfrei-Buchs empfohlen. Die Werbung hat wieder einmal funktioniert ... aber es war zu verlockend! Es handelt von den Yequana-Indianern im Dschungel Venezuelas, dem angeblich glücklichsten Volk der Welt, und davon, wie sie mit ihren Kindern umgehen. Ich bin gespannt! Vielleicht kann ich etwas von ihnen lernen.

15. Oktober 2012
Gabi, meine heimliche Muse, bietet einen Kurs zum Thema Tragen an. Natürlich muss ich da hin. Heute war es soweit. Ich bin mit zwei Ideen und einer Befürchtung hingegangen.
Idee eins: Tragetuch statt Kinderwagen. Wir kaufen gar keinen Kinderwagen. Geht das?
Idee zwei: Tragetuch nicht nur außer Haus zum Transport des Babys, sondern auch drinnen, um ihm möglichst viel Körperkontakt zu geben. Ständige Nähe statt immer diese Distanz, statt das Kind einfach irgendwo abzulegen und sich ihm nur dann zu widmen, wenn es schreit. Geht das?
Einzige Befürchtung: Rückenschäden des Babys wegen der ständig gekrümmten Haltung im Tragetuch.
Wir sind drei Kursteilnehmerinnen. Eine erbärmlich geringe Teilnehmerzahl. Zum Glück findet der Kurs trotzdem statt. Zwei

Mamas kommen mit Baby, ich mit dickem Bauch. Alle haben ihr Tragetuch dabei. Zuerst möchte Gabi wissen, warum wir hier sind. Ich äußere meine zwei Ideen und die Befürchtung. Gabi ist entzückt über meine Gedanken, was mich stolz macht.

Die anderen beiden kommen letztlich aus demselben Grund: Ihre Babys hassen die eigens für sie angeschafften Kinderwagen. Sobald die Eltern versuchen, ihr Baby hineinzulegen, schreit es und hört erst wieder auf, wenn es herausgenommen wird. Die Mütter wollen es daher mit dem Tragetuch probieren.

Ich staune. So etwas gibt es? Kinderwagenhassende Babys?

Gabi erklärt, dass viele aus diesem Grund in ihren Tragekurs kämen. Also kein Einzelfall. Sie freut sich, uns etwas zum Thema Tragen mitgeben zu können, ein Stückchen ihrer Erfahrungen und Weisheit teilen zu können. Voller Elan ist sie und ganz in ihrem Element.

Zuerst sollen wir uns vorstellen, wie es einem Baby im Kinderwagen geht, was es sieht, hört und riecht: Es sieht im besten Fall den Himmel und ein paar Baumkronen oder hohe Häuser vorbeiziehen. Ab und zu schaut die Mama oder ein anderes Gesicht in den Kinderwagen hinein. Im schlimmsten Fall sieht es nur den Sonnen- oder Regenschutz des Kinderwagens und ein Spielzeug an einer Leine baumeln. Im Geschäft sieht es die grellen Lichter, die von der Decke herab leuchten. „Haben Sie schon einmal im Laden nach oben gesehen?", fragt sie.

Nein, habe ich nicht, aber ich kann mir vorstellen, dass es unangenehm ist. Ich schüttle den Kopf.

„Im Grunde sieht das Kind nicht viel von der Welt, hört und riecht aber einiges, doch es kann die Geräusche und Gerüche nicht zuordnen. Ganz im Unterschied zum Tragetuch", erklärt Gabi. „Da kann das Kind Zusammenhänge von Geräuschen und Gesehenem erleben und bekommt alles mit – ohne dabei im Zentrum der Aufmerksamkeit zu stehen. Das tut den Kindern unglaublich gut", sagt sie.

Bei drohender Reizüberflutung hätten die Kinder eine gute Rückzugsmöglichkeit. Sie könnten sich einfach ins Tuch kuscheln und sich damit zurückziehen oder schlafen. Zudem sei die Anhock-Spreizhaltung, die das Baby in einer guten Tragehilfe hätte, gut für die Hüftentwicklung.
Tragen sei auch gut für seinen Rücken. Die S-Form der Wirbelsäule bilde sich erst mit ein bis zwei Jahren aus. Bis dahin sei der leicht runde Rücken auch viel besser für das Baby als eine gestreckte Haltung, die es im Liegen im Kinderwagen hätte.
Auch für die Tragenden gibt es Vorteile: die Nähe zum Kind und gleichzeitig zwei freie Hände, mit denen man etwas erledigen kann.
An dieser Stelle bin ich schon überzeugt. Wir brauchen keinen Kinderwagen. Tragen ist das Beste vom Besten für unseren Süßen wie auch für uns! Genial!
Gabi weist uns noch darauf hin, das Baby niemals nach vorne zu tragen, um Haltungsschäden des Kindes zu vermeiden: „Hierbei ist nämlich die Anhock-Spreizhaltung nicht möglich, das Kind fällt ins Hohlkreuz, die Genitalien werden gequetscht und es kann sich bei drohender Reizüberflutung nicht zurückziehen."
Ok, gespeichert! Gut, dass sie es sagt.
Anschließend zeigt Gabi uns unterschiedliche Bindeweisen des Tragetuchs. Die Mamis probieren es gleich mit ihren Babys aus und sind erstaunt, wie einfach es geht und wie ruhig und friedlich ihre Kinder darin gleich einschlafen. Die Kleinen fühlen sich sichtlich wohl. Es sieht sehr harmonisch aus. Zarte Mamahände streicheln über den Rücken und Popo des Babys vor sich. Wie sie bestimmt früher ihren dicken Babybauch gestreichelt haben, so streicheln sie jetzt ihre Babys.
Ich darf das Binden mit einer Puppe probieren. Klappt wegen meines voluminösen Bauches und der starren Puppe schlechter als bei den Mamis. Natürlich sitzt die Puppe am Ende zu hoch. „Später wird der Bauch weg sein, dann geht das automatisch

besser", beruhigt mich Gabi. Ich übe das Binden ein paar Mal, bis die Feinheiten sitzen. Jetzt bin ich vorbereitet und sicher, meinen Weg gefunden zu haben. Meine Ideen waren super und meine Befürchtung umsonst. Zum Glück! Es fühlt sich richtig an.

Auf der Heimfahrt drehen sich meine Gedanken weiter ums Tragen. Ich verstehe plötzlich, dass wir uns damit einige Sachen sparen können: eine Wiege, eine Spieldecke, eine Babyschaukel und vermutlich erst einmal sogar Spielzeug. Das sind Ersatzprodukte fürs Tragen. Wenn man das Baby nicht bei sich trägt, sondern stets irgendwo ablegt, braucht man eine Wiege mit Mobile darüber oder eine Erlebnisdecke, über der Spielzeug hängt – damit das Baby beschäftigt ist. Sobald es sich drehen oder krabbeln kann, braucht man einen Laufstall oder eine Babyschaukel, in der das Baby angeschnallt wird – damit die Eltern sichergehen können, wo das Kind ist und dass es sich außer Gefahr befindet. Zudem braucht man ein Babyphone, um im Rahmen der Reichweite zu überwachen, ob das Baby gerade schläft oder ob es schreit, weil es etwas braucht. Ein Babyphone überträgt jedoch kaum frühe Hungeräußerungen wie Mimik oder kleine Bewegungen.
Ein Tragetuch ersetzt diese unzähligen Anschaffungen. Es macht auch die Angst überflüssig, das Kind könne irgendwo herunterfallen, schließlich habe ich es immer bei mir. Ich weiß immer, wo es ist, was es tut und wie es ihm geht. Ich kann mir Sicherungsverwahrungen aller Art, Überwachungsorgane und Beschäftigungstherapien für das Baby ersparen. Wenn ich unser Baby doch einmal ablege, gilt die gute Faustformel für wertvolle, zerbrechliche Gegenstände: Was auf dem Boden liegt, kann nicht herunterfallen.

Wieder daheim angekommen erzähle ich Felix von den zwei Mamis, die ihre Kinderwagen umsonst gekauft haben, und von der Idee, dass wir uns den Kinderwagen sparen und es nur mit dem

Tragetuch versuchen könnten. Wenn es nicht so gehen sollte, wie ich mir das vorstelle, können wir immer noch einen Kinderwagen besorgen.

Felix findet es gut. Er ist dabei. Ich bin überrascht, wie schnell er einwilligt. Ich muss ihn nicht erst überzeugen. Umso besser! Es ist also beschlossene Sache.

16. Oktober 2012

Ich habe heute mit meiner Mutter telefoniert. Auf ihre Frage hin, wie es uns gehe und was es Neues gebe, habe ich ihr von unseren Plänen berichtet, das Kind oft zu tragen und keinen Kinderwagen zu kaufen. Sie war bedauerlicherweise davon nicht ganz so überzeugt wie Felix. Den genauen Wortlaut kann ich nicht mehr wiedergeben, aber sie sagte in etwa Folgendes: „Spinnst du?! Du brauchst einen Kinderwagen zum Spazierengehen und zum Einkaufen! Wie stellst du dir das denn vor? Das Kind wird dir schnell zu schwer werden und dann noch die Einkäufe dazu! Wie willst du das machen? So ein Kind wiegt einiges! Das stellst du dir ein bisschen zu einfach vor!"

Dank Gabi habe ich natürlich einige gute Gegenargumente parat: „Gerade zum Einkaufen ist ein Tragetuch viel praktischer. Man hat beide Hände frei und kann den Einkaufswagen schieben. Mit Kinderwagen habe ich dann in einer Hand den Einkaufswagen und in der anderen den Kinderwagen – oder ich lasse den Kinderwagen draußen unbeobachtet stehen. Wie stellst du dir das denn vor?"

„Ich habe damals den Korb des Kinderwagens als Einkaufswagen benutzt", sagt meine Mutter.

„Ach so." Soweit konnte ich mir das natürlich nicht vorstellen. So ist das mit fremder Argumentation! Da gibt es immer Lücken, an die man vorher nicht gedacht hat.

„Hm, trotzdem finde ich das Tragetuch besser wegen der Nähe. Man kann ein Kind auch mehrere Jahre tragen. Sobald es sitzen kann, kann man es sich auf den Rücken binden, wo man noch schwerere Lasten tragen kann als vorne, vor dem Bauch", argumentiere ich.

„Wie lange willst du das Kind denn tragen?", fragt sie skeptisch.

„Keine Ahnung. Jetzt muss es erst einmal auf die Welt kommen!", versuche ich das Thema zu beenden.

„Na ich weiß ja nicht!" Meine Mutter bleibt argwöhnisch.

Ich beschwichtige: „Wenn wir feststellen sollten, dass wir doch einen Kinderwagen brauchen, können wir immer noch einen kaufen."

Das stellt sie vorerst zufrieden. Die 13 Wochen Lieferfrist erwähne ich lieber nicht. Ich weiß, dass sie fest damit rechnet, dass wir uns noch einen zulegen werden. Ich bezweifle das momentan.

„Habt ihr sonst schon alles besorgt, was ihr noch braucht?", fragt sie.

„Ja, haben wir. Ich war diese Woche noch in der Drogerie und in der Apotheke und habe alles besorgt."

Zumindest alles, was ich für notwendig erachte.

„Nur Windeln haben wir noch keine", sage ich.

„Na, das ist ja kein Problem, noch eine Packung zu kaufen, oder?", fragt sie.

Ich bin unsicher, was ich sagen soll, und belasse es bei einem „Hm".

Meine Mutter stockt kurz. Sie ist schlau. Zu schlau für mich. „Du willst dich doch heutzutage nicht etwa hinstellen und waschen?!"

Ihre Frage klingt zutiefst entsetzt. Wie rückständig es ihr vorkommt, waschbare Windeln zu kaufen, wo es diese praktischen Wegwerfwindeln gibt – was für ein Fortschritt der Gesellschaft! Dabei sorgen die Wegwerfwindeln überhaupt erst dafür, dass die Pflege- und Arzneiprodukte gegen Windelausschlag reißenden Absatz finden. Wer würde das denn sonst kaufen?

Ich merke, dass ich mit meiner Mutter einmal in Ruhe sprechen muss. Ich kann sie verstehen. Wenn mir jemand zu Beginn der

Schwangerschaft zu waschbaren Windeln geraten hätte, hätte ich ihn für einen eingefleischten Öko gehalten. Doch ich habe mich verändert, vertrete nun Öko-Gedankengut, ohne mich selbst als Öko zu fühlen. Ich habe riesige Gedankensprünge gemacht in den letzten Tagen, habe mein Weltbild zum Umgang mit Kindern komplett überholt und lebe damit gerade auf einem anderen Planeten als sie. Wieso, weshalb, warum, das muss ich ihr ausführlich erklären. Wie wir uns weg von Wegwerfwindeln hin zu waschbaren Windeln bewegt haben, dass ich sogar ein Buch über Windelfreiheit bestellt habe, das ist ein langer Weg gewesen. Doch das geht schlecht am Telefon und braucht mehr als fünf Minuten. Eher ein paar ruhige Stündchen. Ich sage ihr also: „Ich weiß es noch nicht." Ich muss es ihr fünfmal sagen, um das Gespräch endlich abzubrechen. „Wir überlegen uns das noch!"
Ich weiß, ich lasse sie irritiert am anderen Ende der Leitung zurück. Doch erst einmal muss ich wissen, was ich will, und muss mir mit Felix einig werden. Dann probieren wir es aus, und wenn das gut klappt, will ich ihr davon berichten und selbstbewusst sagen: So machen wir es und das ist gut so.

17. Oktober 2012
Ich habe in der nächstgelegenen Kinderkrippe angerufen, um mich über die Betreuungsbedingungen zu informieren. Das habe ich lange vor mir hergeschoben. Ich weiß einfach nicht, ob wir unser Kind mit einem Jahr schon abgeben wollen. Und wenn ja: Wohin? Worauf muss man achten bei der Auswahl einer Krippe? Schon allein beim Ort bin ich unsicher, geschweige denn bezüglich der Qualität der Kinderkrippe. Wählt man eine Krippe in der Nähe des Wohnortes oder in der Nähe der Arbeit? Worauf muss man bei der Auswahl achten? Bin ich denn überhaupt noch rechtzeitig dran, um einen der begehrten Plätze zu ergattern? Oder hätte ich unserem Baby schon als Zellhaufen kurz nach der Befruchtung einen Platz sichern müssen? Ich habe keine Ahnung!

Ich habe Glück. Die Leiterin erklärt mir, dass sie nur Anmeldungen von geborenen Kindern entgegennehmen. Das finde ich sinnvoll. Wenn das Kind geboren ist, sollen wir einen Termin ausmachen zum Kennenlernen vor Ort. Dezember oder Januar reicht. Dort erfahren wir dann alles weitere. Damit ist das Gespräch seitens der Leiterin spürbar beendet. Aber ich habe ein paar Fragen, die ich gerne am Telefon vorab klären würde, um zu beurteilen, ob ein Besichtigungs- und Beratungstermin vor Ort überhaupt Sinn macht.

1. „Ab welchem Alter nehmen Sie denn Kinder auf?"
„Ab einem Jahr, unter Umständen auch schon mit elf Monaten."
2. „Wann startet ein Kinderkrippenjahr? Oder kann das Kind jederzeit dazukommen, wenn es ein Jahr alt ist?"
„Im September wechseln die Großen in den Kindergarten, dann wird die Gruppe neu aufgefüllt mit den Kleinen. Heißt: Jedes Jahr im September geht es los."
„September? Dann ist mein Kind erst zehn Monate alt. Ist denn ein späterer Einstieg möglich?"
„Ja, prinzipiell ist das möglich, wenn noch ein Platz frei ist."
3. „Von wann bis wann kann ich mein Kind bringen?"
„Es gibt eine Kernzeit von 8 bis 12 Uhr, da besteht Anwesenheitspflicht von Montag bis Freitag. Man kann das Kind auch schon um 7 Uhr bringen und man kann es bis 17 Uhr dalassen."
4. „Was kostet die Kinderkrippe?"
„Die Kosten ergeben sich aus der durchschnittlichen Stundenzahl pro Woche."
5. „Wie ist die Eingewöhnungszeit vorgesehen?"
„Drei Wochen lang muss ein Elternteil dabei sein."

Damit sind meine Fragen erst einmal ausgeschöpft. Erbärmliche Minimalfragen einer unerfahrenen Schwangeren. Ich ahne, dass die Fragen nur an der Oberfläche kratzen und nichts über die Qualität der Krippe verraten. Doch ich weiß nicht, wonach ich sonst noch fragen soll. Mehr fällt mir gerade nicht ein.

Die Antworten finde ich jedoch auch nicht befriedigend. Man muss das Kind fünf Tage die Woche zwischen 8 und 12 dalassen? Ich hätte mir da deutlich mehr Flexibilität gewünscht. Dass man es nur drei Tage pro Woche bringen kann und dass die Bringzeit egal ist. Gibt es Unterschiede zwischen den Einrichtungen oder stelle ich unrealistische Anforderungen? Da muss ich mich noch erkundigen! Unter diesen starren Bedingungen kann ich mir jedenfalls derzeit nicht vorstellen, dass wir unser Kind dort anmelden. Aber danke für die Auskunft!

18. Oktober 2012

Wir haben uns heute in dem bereits besichtigten Klinikum angemeldet. Wir haben gesagt, was wir wollen und was nicht.

Was wir wollen:
1. Auspulsieren der Nabelschnur, bevor man sie durchtrennt.
2. Bonding. Das Baby kommt gleich nach der Geburt auf unsere nackte Haut.
3. Familienzimmer. Wir wollen als Familie in unser neues Leben starten, nicht als Mama und Kind und ein Besucherpapa.

Was wir vermeiden wollen:
1. Kaiserschnitt. Muss man das extra sagen? In der verrückten Welt von heute sagen wir es sicherheitshalber einmal.
   „Sofern nicht medizinisch notwendig", ergänzt die Hebamme. Hm, na gut, so können wir es stehen lassen.
2. Plazentaablösende Mittel nach der Geburt. Das geht von allein, wie ich bei Hanna gesehen habe. Hier spritzen sie automatisch ein Mittel, wenn man nicht vorab widerspricht. Völlig übertrieben.
   „Sofern nicht medizinisch notwendig", ergänzt die Hebamme. Ja, ja, ist gut.

Eigentlich hätte ich auch gerne die PDA als einen Punkt aufgeführt, den ich vermeiden will, aber ich traue mich nicht. Was ist, wenn ich sie brauche? Wenn ich die Schmerzen nicht aushalte? Ja, ich will es ohne schaffen, aber kann ich das auch? Ich schweige lieber. Die Hebamme gibt mir ein Informationsblatt zur PDA mit, das ich mir zu Hause in Ruhe durchlesen soll. Falls ich eine PDA wünsche, muss ich das Blatt vor Ort unterschreiben. Ich soll es jetzt noch leer lassen, erst im Fall der Fälle.

19. Oktober 2012

Unsere Hebamme hat heute wieder die Vorsorge gemacht. Ich erzähle ihr vom letzten Arztbesuch, bei dem ich das erneute CTG abgelehnt habe, und welche Vorwürfe ich mir dann anhören durfte. Sie bemerkt kopfschüttelnd den Eintrag im Mutterpass „Patientin hat CTG abgelehnt" und witzelt, dass sie zu ihrem heutigen Termin dazuschreiben könnte: „CTG wurde nicht angeboten." Ich wünschte, sie hätte es getan! Ich hätte zu gerne das Gesicht der Ärztin beim nächsten Vorsorgetermin gesehen.

Die Reaktion unserer Hebamme aber bestätigt mir die empfundene Kluft zwischen Ärzten und Hebammen. Die einen sagen, CTG müsse sein, die anderen sagen, CTG sei unnötiger Stress für das Baby ohne große Aussagekraft. Für mich ist es eine Glaubens- und Vertrauensfrage – ich vertraue den Hebammen.

30. Oktober 2012

Heute hatte ich wieder meinen Spaß mit der Ärztin. Ich wollte gar kein CTG mehr. Verwunderung bei den Arzthelferinnen und Kopfschütteln bei der Ärztin. Meine Sturheit wurde natürlich wieder im Mutterpass vermerkt. Es ist zum Heulen!
Der Ultraschall zeigte eine leichte Verkalkung der Plazenta. „Das müssen Sie in genau zehn Tagen prüfen lassen!", so die Anweisung der Ärztin. „In sieben Tagen ist es zu früh und in vierzehn Tagen zu spät", betonte sie.

Die ist lustig! Was bedeutet denn überhaupt eine Verkalkung? Welche Auswirkungen kann die denn haben? Das hat sie natürlich nicht gesagt. Ich bin es leid, ihr immer alles aus der Nase ziehen zu müssen und beschließe, es zu Hause im Internet zu recherchieren.

Sie fährt fort: „Sie können zu mir kommen, um es prüfen zu lassen, oder es im Krankenhaus prüfen lassen. Falls Sie die Untersuchung woanders machen lassen, will ich aber über das Ergebnis informiert werden."

Ach ja? Interessiert sie das wirklich? Als ob sie jemals nachgefragt hätte, wie irgendeine Untersuchung außerhalb ihrer Praxis ausgefallen ist! Selbst wenn es kritische Ergebnisse aufgrund *ihrer* Untersuchung gab, wurde ich darüber nicht direkt informiert, um Porto- und Telefonkosten zu sparen, sondern mir wurde der Befund beim nächsten Besuch mitgeteilt – mit dringendem Handlungsbedarf selbstverständlich! In 13 Tagen ist der errechnete Geburtstermin und damit eine Untersuchung im Krankenhaus fällig, sofern das Baby dann noch in meinem Bauch ist. Nur wenn ich im Internet auf dringenden Handlungsbedarf bezüglich der Plazentaverkalkung stoße, lasse ich das extra untersuchen. Sonst lasse ich es bei dem nächsten Termin im Krankenhaus mit prüfen.

Einen Test auf Beta-Streptokokken habe ich heute machen lassen. Den hatte mir die Ärztin dringend ans Herz gelegt. Erst nachdem meine Hebamme ihn mir als sinnvoll bestätigt hatte, stimmte ich zu. Das soll mein letzter Termin bei der Ärztin gewesen sein. Danke für die Vorsorge!

Jetzt sorge ich für uns.

10. Monat

04. November 2012

Meine „Schwiegereltern" kamen uns übers Wochenende besuchen, mit Hund. Sie hatten sich schon vor einiger Zeit angekündigt. Ich vermute, sie hofften insgeheim, dass das Baby früher kommt und sie es gleich als Erste begutachten können. Das Baby ließ sich aber noch Zeit. Dafür haben sie meine Eltern kennengelernt, die uns gestern allesamt zu sich eingeladen hatten. Die große Familienzusammenführung! Felix' Papa und meine Eltern haben sich zwar bei unserem Umzug schon beschnuppert, aber jetzt sind alle dabei, inklusive Hund.

Als ich meinen Eltern sagte, dass Felix' Eltern ihren Hund mitbrächten, wussten sie nicht recht, ob sie weinen oder ihre Einladung zurückziehen sollten. Das gute Parkett! Meinen Eltern ist die Kratzerfreiheit ihres Parkettbodens sehr wichtig. Außerdem mögen sie Hunde nicht besonders, denn die kläffen und toben immer so wild. Das ist ihnen unheimlich. Aber ich habe ihnen versichert, dass dieser Hund ein ganz lieber ist und daher bestimmt auch keine scharfen Krallen hat. Sie haben daraufhin ihre Einladung bestehen lassen und die Angst um ihr makelloses Parkett aus Höflichkeit gut versteckt.

Die Eltern von Felix haben einen großen, wuscheligen Hund, der sich brav in die Ecke legt, die man ihm zuweist. Zumindest eine Zeit lang. Dann steht er auf, trottet in aller Ruhe zu der gesprächigen Runde der Menschen und legt sich unter den Tisch, an dem alle sitzen. Die Gemütlichkeit in Person, äh, in Hund.

Meine Eltern haben ihn sogar gestreichelt. Ich glaube, das war das allererste Mal in meinem Leben, dass ich sie einen Hund habe streicheln und dabei lächeln sehen. Sie mögen ihn. Sie mögen auch Felix' Eltern, und diese wiederum mögen meine Eltern. Alle verstehen sich sehr gut.

Fast zu gut für meinen Geschmack. Sie sind sich schnell einig, dass wir bald nach der Geburt einen Kinderwagen kaufen werden, denn wir stellen uns das viel zu einfach vor. Überhaupt haben sie damals alles ganz anders gemacht – und schaut doch nur, was aus uns geworden ist!

Bei einem ausgedehnten Spaziergang ziehen Felix und ich uns etwas zurück, lassen die Eltern plaudern und sich einig sein. Sie reden, witzeln und scherzen und laden sich letztendlich gegenseitig ein, einander ab jetzt häufiger zu besuchen, mit Hund selbstverständlich, keine Frage! Alle sind bei allen jederzeit herzlich willkommen. Na das nenne ich eine gelungene Familienzusammenführung!

05. November 2012
Felix' Eltern haben uns schon die ersten Babygeschenke gemacht: Ein selbstgestricktes Jäckchen und dazu passend eine selbstgestrickte Hose. Unglaublich süß! Wie viel Arbeit das gemacht haben muss! Wie schön und wie weich, wie liebevoll das Ganze ist! Ich bezwifle, dass es ein wunderbareres und liebevolleres Geschenk gibt als dieses.
Das zweite Geschenk kann damit jedenfalls bei Weitem nicht mithalten: die Windeltorte. Ich glaube, es ist überflüssig zu erwähnen, dass diese aus Wegwerfwindeln besteht. Oben auf der „Torte" thronte ein Schnuller. Noch so ein Ding, das keiner braucht. Oder? Also zumindest ist es nichts Natürliches.

Ich muss an all die Schnullergeschichten denken, die mir Freunde, Verwandte und Kollegen erzählt haben: Babys, die den Schnuller früher in Eierlikör getunkt bekamen, damit sie besser schlafen; Zweijährige, die den Schnuller im Mund bei dem Versuch zu sprechen zur Seite schoben; Dreijährige, mit denen man Rituale durchführen musste, um den Schnuller wieder loszuwerden (oder deren Eltern den Schnuller „aus Versehen" irgendwo „verloren" haben). Muss das sein? Ein Schnuller ist hierzulande Standard, scheint mir. Doch wie bei den Windeln frage ich mich, ob ein Baby beziehungsweise Kleinkind das wirklich braucht.

Meine Eltern haben mir als Kind immer erklärt, dass es besser sei, einem Baby einen Schnuller zu geben und ihm den irgendwann wieder abzugewöhnen, als ihm keinen Schnuller zu geben. Denn wenn man keinen Schnuller gebe, nehme das Baby automatisch den Daumen, und das Daumenlutschen könne man ihm schwerer abgewöhnen als einen Schnuller, da man dem Baby den Daumen nicht einfach wegnehmen könne.
Schon komisch, dass das, was die Eltern einem als Kind erklären, bis ins Erwachsenenalter hinein als unumstößliche Wahrheit gilt. So hatte meine Mutter mir auch immer erklärt, dass ich mir bitte nie Ohrringe stechen lassen solle, denn wenn man einmal keine Ohrringe drinnen habe, dann sehe das komisch aus mit dem Loch. Das galt für mich bis ins Studium, als ich in einem Gespräch mit Alma erwähnte, dass mir Ohrringe schon gut gefallen würden. Sie fragte mich daraufhin nach dem Grund, warum ich denn keine hätte. „Na weil das Loch blöd aussieht, wenn man keine drinnen hat, Alma!"
„Hä?" war darauf ihre einzige Frage, kombiniert mit der Aussage: „Das finde ich nicht."
Ja, eigentlich fand ich das auch nie, aber ich dachte immer, alle anderen finden das blöd. Eine Woche später hatte ich dann jedenfalls Ohrringe.
Bezüglich des Schnullers hat es bis weit übers Studium hinaus gedauert, genauer gesagt bis zu den letzten Schwangerschaftswochen, um die Aussage in Frage zu stellen, dass Kinder statt eines Schnullers automatisch den Daumen nähmen.
Gabi hatte dazu in ihrem Säuglingspflegeseminar erwähnt, dass man einen Schnuller geben könne, aber elterngesteuert in bestimmten Momenten, beispielsweise zur Beruhigung oder als Einschlafhilfe, aber nicht kindgesteuert und jederzeit verfügbar, wie es oft gemacht wird. Wenn das Kind eingeschlafen oder beruhigt sei, dann müsse der Schnuller wieder raus. Ebenso beim Sprechen. Zudem dürfen wir niemals unser Kind mit dem Schnuller

gegen seinen Willen zustöpseln. Wenn es schreit, hat es etwas zu sagen. Klingt vernünftig.

Also gut, wir haben jetzt einen Gelegenheitsschnuller. Ich bezweifle, dass wir ihn brauchen werden, aber für den Fall der Fälle haben wir einen.

Jedenfalls haben mir die Geschenke gezeigt, dass dringender Informationsbedarf für Freunde und Verwandte darüber besteht, was wir nicht brauchen, was sie uns keinesfalls schenken sollen.
Wir haben von meiner Cousine Pia auch schon eine liebevoll zusammengestellte Serie an Babypflegeprodukten bekommen, die unser Baby nicht braucht: Cremes, Badezusätze und Duschgel.
Wir können die Produkte sicher für uns verwenden, aber wie ich in Gabis Babypflegeseminar gelernt habe, braucht ein Baby das alles nicht: „Gesunde Haut braucht keine spezielle Pflege."
Dabei muss ich an so manchen Lippenstift denken, der die Lippen anscheinend austrocknet, sodass er überhaupt erst notwendig wird. Vielleicht ist das mit vielen Pflegeprodukten so. Ich weiß es nicht, aber ich kann es mir durchaus vorstellen.
Also gut, es gibt Informationsbedarf. Ich schreibe eine Rundmail an meine Freunde. Meine Eltern instruiere ich mündlich. Die Verwandten erfahren es dann über meine Eltern. Ich zähle Dinge auf, die wir nicht brauchen oder die wir nicht wollen. Die Liste lautet wie folgt: Wir wollen beziehungsweise brauchen keine Windeln, keine Pflegeprodukte, keine Schnuller, keine Babydecke, kein Plastikspielzeug, keine Stofftiere und keine Kleidung aus Polyester oder anderen künstlichen Stoffen.
Da die Aufzählung der Dinge, die wir vermeiden wollen, allein etwas deprimierend sein könnte, schreibe ich lieber noch ein paar Vorschläge dazu, was wir für sinnvoll erachten: Holzspielzeug, Kinderbücher, Geld, Babykleidung aus Wolle oder Baumwolle, Gutschein für einmal Staubsaugen, Handabdruckmasse, Drogeriegutschein oder eben einfach nur die allerbesten Wünsche.

Es ist eine schwierige E-Mail. Schon allein der Empfängerkreis ist schwierig zu ermitteln. Von wem darf ich denn ein Geschenk erwarten? Wem darf ich das direkt vorschreiben? Ich wähle den Kreis lieber etwas enger, damit sich niemand verpflichtet fühlt, uns etwas zu schenken. Die engsten Freunde sollen es werden. Hoffentlich erspart es ihnen unnötiges Geldausgeben und uns unnötige Müllproduktion! Hoffentlich verstehen sie es richtig!

06. November 2012
Ich stecke mitten in dem Buch über Windelfreiheit. Die Hälfte habe ich schon gelesen und habe noch immer mehr Fragen als Antworten. Doch was ich bisher erfahren habe, erschüttert mein Weltbild komplett. Ich bin erschrocken darüber, was ich alles nicht wusste. Ich bin schockiert, dass die ganze Gesellschaft, in der ich lebe, das auch nicht weiß. Die ganze westliche Kultur hat demnach ein elementares Wissen völlig vergessen.
In dem Buch steht's:
1. Jedes Baby hat ein angeborenes Sauberkeitsbedürfnis. Es macht sich bemerkbar, wenn es muss, genauso wie es auf sich aufmerksam macht, wenn es Hunger hat oder ihm kalt ist. Wie bei allen Bedürfnissen erwartet es auch hier Befriedigung und ist auf Mithilfe anderer angewiesen.
2. Ein Baby kann von Geburt an seine Ausscheidungen kontrollieren. Doch! Echt! Es kann seine Ausscheidungen eine Zeit lang zurückhalten, bis die Eltern entsprechend reagieren.
3. Eltern können erkennen, dass ein Baby muss
    – wenn das Baby Signale äußert, also Bewegungen, Geräusche oder eine bestimmte Mimik macht,
    – im Zusammenhang mit Ess- oder Schlafgewohnheiten, zu einem bestimmten Rhythmus, zu bestimmten Zeiten (etwa immer nach dem Aufwachen oder immer nach dem Trinken) und
    – aufgrund der eigenen Intuition.

Das heißt konkret: Nicht das Baby muss lernen, sauber zu werden, sondern Eltern müssen lernen, ihr Baby und dessen Bedürfnisse zu interpretieren durch Beobachtung beziehungsweise anfänglich durch Versuch und Irrtum.

4. Dann müssen Eltern handeln: Wenn man denkt oder weiß, dass das Baby ausscheiden muss, zieht man es aus, hält es übers Klo, Waschbecken, irgendein Gefäß oder draußen irgendwohin in der Hockstellung und gibt einen bestimmten Laut von sich, damit es weiß, dass es loslegen kann. Es gibt also eine Interaktion, eine wechselseitige Kommunikation zwischen Baby und Eltern beziehungsweise einer Bezugsperson.

5. Wenn über Monate hinweg niemand die Kommunikation des Babys beachtet und darauf reagiert – wenn es Windeln trägt – verliert es seine Wahrnehmung über die eigenen Ausscheidungen und muss das später erst wieder erlernen durch das hierzulande übliche Sauberkeitstraining. Heißt: Dadurch, dass wir ein Baby in Windeln packen, verlernt es auf seine Schließmuskeln zu achten und bewusst anzuhalten oder loszulassen.

Die Windelkinder müssen dann beim Sauberkeitstraining verschiedene Dinge wieder erlernen, die sie von Natur aus schon konnten.

Das eine ist, die Ausscheidungen zurückzuhalten, wenn sie dringend aufs Klo müssen. Das lernen die Kinder mehr oder weniger schnell wieder. Manche in Wochen, andere in Monaten.

Das andere, was sie verlernt haben und wieder lernen müssen, ist Reste-Pipi. Vor einer Autofahrt nochmals aufs Klo zu gehen, obwohl man noch nicht muss. Das soll sehr schwierig wieder zu erlernen sein. Das kann Jahre dauern und bis dahin einige Nerven strapazieren.

Wie oft habe ich schon Eltern gehört, die in der Nähe einer Toilette ihr Kind fragten, ob es einmal müsse, was dieses vehement verneinte. Zehn Minuten später, weit weg vom nächstgelegenen Klo, ist es aber plötzlich unaushaltbar dringend. Die Eltern sind entsprechend verwirrt und genervt. Das passiert Kindern, die gewickelt wurden. Sie haben zwar bereits wieder gelernt, aufs Klo zu gehen, wenn es dringend ist. Sie haben aber eine andere Sache noch nicht wieder erlernt: Das bewusste Loslassen der Schließmuskeln, wenn es noch nicht dringend ist.

In meinen Ohren klingt die Windelfreiheit revolutionär, fremd, faszinierend und doch zugleich einleuchtend und machbar. Außerhalb von Nordamerika und Europa ist das nichts Besonderes. Nur wir sind so fortschrittlich unterwegs, dass wir das Natürliche vergessen haben. Aus Sicht der Wissenden ist es sogar so, dass sie Windeln unhygienisch finden, weil darin die Ausscheidungen am Körper kleben. Außerdem belächeln sie den Gedanken, dass Babys ihr Ausscheidungsbedürfnis nicht kontrollieren können. Ihnen käme niemals der Gedanke, ein Baby an eine Windel als Klo zu gewöhnen.
Eine völlig verdrehte Sicht, völlig gegensätzlich zu unserer! Wir, die wir Windeln hygienisch finden, weil sonst das Baby überall unkontrolliert hinmacht. Wir haben keine Ahnung, dass ein Kind genauso Kontrolle über seine Körperfunktionen hat wie wir Erwachsenen.
Wie unwissend ich war! Wie unwissend alle um mich herum sind. So viele haben Kinder, aber keiner weiß davon.
Wann ein Kind sauber wird, hat demnach mehr mit der Kultur zu tun, in der es lebt, als mit seinem Alter oder seinen Fähigkeiten.
Aber wie kam es dazu, dass wir hierzulande dieses Wissen völlig vergessen haben? Das Buch lässt es erahnen: Unsere Standards in Sachen Sauberkeit stammen aus den Richtlinien eins der größten internationalen Windelhersteller. Es heißt darin, Kinder können ihre Ausscheidungen nicht kontrollieren. Es heißt, eine zu frühe Sauberkeitserziehung schadet.

Geht es den Windelherstellern ums Geld statt ums Kind? Denkbar ist es. Wer profitiert davon, wenn Babys lange Windeln tragen? Die Kinder und ihre Mütter oder die Industrie?
Sind wir manipuliert worden?
In was für einer Welt leben wir?
In was für eine Welt wird unser Sohn geboren?
Gibt es irgendwo im Dschungel ein Urvolk, bei dem die Welt noch in Ordnung ist und zu dem wir auswandern können?

07. November 2012
Es ist spät geworden gestern mit meinem Buch. Ich will unbedingt mit Felix darüber reden. Doch er war schon seit Stunden im Bett, als ich das Buch beiseitegelegt habe. Jetzt muss ich mich gedulden, bis er von der Arbeit nach Hause kommt.
Tagsüber besucht mich eine Freundin mit ihrem kleinen Sohn. Behutsam erzähle ich ihr von der Windelfreiheit. Ihr Sohn trägt natürlich Windeln, und ich will ihr mit meiner Neuentdeckung nicht vermitteln, dass sie etwas falsch gemacht hat. Doch sie blickt mich entsetzt an.
„Also mein Sohn hat keine Zeichen gegeben", erinnert sie sich.
„Naja, man muss die Zeichen auch erst erkennen lernen. Du hast bestimmt nicht darauf geachtet, oder?", frage ich.
„Also ich habe da keine Zeichen bemerkt", wiederholt sie und fragt zweifelnd: „Wie machst du das im Auto? Oder draußen, im Winter? Oder nachts?"
„Das weiß ich auch noch nicht", antworte ich beschämt. „So weit habe ich noch nicht gelesen."
„Ich bezweifle, dass das funktioniert."
„Hm, naja, wir werden sehen", murmele ich und ergänze: „Wenn es nicht klappt, können wir immer noch Windeln kaufen."
Mir ist das Gespräch unangenehm. Ich hasse es, Fragen gestellt zu bekommen, auf die ich keine Antwort habe. Alles, was ich über Babys weiß, weiß ich aus Büchern oder Seminaren. Mir fehlt die

Erfahrung. Unser Kleiner ist noch in meinem Bauch. Ich konnte die Windelfreiheit noch nicht ausprobieren. Aber ich glaube, dass es geht. Mehr kann ich dazu im Moment nicht sagen.

Fest steht für mich nach diesem Besuch jedenfalls, dass ich nur noch Felix davon erzählen will, sonst niemandem. Ich fühle mich schnell dazu gedrängt, mich zu rechtfertigen oder etwas zu erklären, doch damit tue ich mich gerade schwer.

Es ist unangenehm, in die Position zu geraten, etwas verteidigen zu müssen, das ich noch nicht ausprobiert habe. Ich habe keine Ahnung, ob ich das so hinbekomme, wie es in dem Buch steht. Ich möchte erst eigene Erfahrungen sammeln, bevor ich mich noch jemandem anvertraue. Ich will erst dann wieder darüber sprechen, wenn ich weiß, dass es funktioniert und wie.

Mir fehlen die Vorbilder. Ich zweifle nicht an der Machbarkeit oder der Richtigkeit, aber mir fehlt die konkrete Vorstellung dazu. Es gibt niemanden im meinem Umfeld, den ich dabei beobachten kann oder den ich befragen kann. Ich wäre Vorreiter in meiner Familie und in meinem Freundes- und Bekanntenkreis. All mein Wissen zur Windelfreiheit stammt aus einem Buch. Aber ich werde das schon irgendwie hinbekommen – nur fragt mich bitte jetzt noch nicht, wie!

Am Abend erzähle ich Felix von der Windelfreiheit und dem Wunsch, das auszuprobieren. Ich bin zwar sicher, dass es das Richtige für unser Kind ist, aber ich bin unsicher, wie Felix darüber denkt und ob ich es ihm so erklären kann, dass er es versteht. Doch meine Bedenken lösen sich schnell in Luft auf. „Das klingt gut", meint er, nachdem er mir aufmerksam zugehört hat. „Wir versuchen es!"

Wieder einmal bin ich baff, wie einfach es war, ihn zu überzeugen.

Glücklich.

Erleichtert.

Wir zwei sind uns also einig.

08. November 2012

In dem Buch zur Windelfreiheit steht noch einiges zur natürlichen Säuglingspflege drin. Ich bin fasziniert von der Autorin. Ingrid Bauer hat ihr Kind daheim zur Welt gebracht, sogar alleine mit ihrem Mann, ohne fremde, professionelle Hilfe. Sie, die auch in einer industrialisierten Gesellschaft aufgewachsen ist. Für die meisten Frauen aus der westlichen Welt ist schon eine Hausgeburt allein mit einer Hebamme unvorstellbar. Was, wenn dem Kind etwas passiert? Dann ist kein Arzt in der Nähe und ich bin schuld, weil ich diesen Geburtsort gewählt habe – so denkt man. Also geht man hierzulande selbstverständlich zur Geburt ins Krankenhaus, besonders Wagemutige vielleicht ins Geburtshaus, und danach bleibt man drei Tage zur Überwachung. Sicherheitshalber, falls noch etwas mit dem Kind sein sollte. Die meisten Frauen verlassen sich bei einer Geburt hierzulande völlig auf fremde Hilfe – auf die Ärzte, die im Übrigen im Studium gelernt haben, dass ein Baby seine Ausscheidungen weder kommunizieren noch kontrollieren kann, was ein einziger Blick in die nicht-industrialisierte Welt widerlegt. Bei mir schleicht sich der Gedanke ein, dass das Wissen der Ärzte lediglich auf dem momentanen Stand der Wissenschaft beruht und damit zum Teil indirekt auf den Wirtschaftsinteressen gewisser Konzerne gründet, die so manche Studie und Forschungsarbeit in Eigeninteresse in Auftrag gegeben haben. „Traue keiner Studie, die du nicht selbst gefälscht hast", heißt es aus gutem Grund.

Aber weg von der vermeintlichen Geldgier mächtiger Großkonzerne und hin zu dieser einfachen, faszinierenden Mutter! Sie hat ihr Kind daheim zur Welt gebracht. Ingrid Bauer beschreibt, dass das Haus voller Energie von der Geburt war. Wochenlang habe sich die kleine Familie von der Außenwelt zurückgezogen und das Zusammensein und die Nähe genossen.

Kein Kontakt zur Außenwelt, nur ein Leben in einer energiegeladenen Familienblase. Wie wunderbar! Kein Besucherstress, keine neugierigen Fragen, keine E-Mails oder SMS. Ich kann mir das gut vorstellen.

Auch eine Hausgeburt scheint mir auf einmal machbar und natürlich. Wieso hatte ich bisher so viel Angst vor der Geburt ohne Arzt in greifbarer Nähe? Frauen haben jahrtausendelang ihre Kinder daheim zur Welt gebracht, oder sagen wir „nicht im Krankenhaus" beziehungsweise „ohne ärztliche Hilfe". Ich bin ein Nachkomme dieser Frauen, die es alle geschafft haben – und ich soll auf einmal einen Arzt und ein Krankenhaus brauchen?

Sicher gibt es Geburten, die tödlich für Mutter und/oder Kind ausgehen oder die eine Behinderung des Babys zur Folge haben, weil fachkundige Hilfe fehlt. Doch mir wird auf einmal klar, wie sehr Angst, Unwissen, fehlendes Vertrauen in sich selbst und fehlende Vorbilder dazu beitragen, dass die meisten Frauen sich eine Geburt ohne ärztliche Unterstützung nicht mehr zutrauen. Welche Frau in der westlichen Gesellschaft hat schon einer Geburt beigestanden, bevor sie ihr erstes eigenes Kind bekam? Ich bin sicher eine Ausnahme! Die meisten Frauen wissen nicht, wie eine Geburt abläuft, was auf einen zukommt, wie man sie meistern kann und vor allem: wie energievoll und wunderbar ein Geburtserlebnis ist. Es ist also für fast alle ein großes, unvorstellbares, risikobehaftetes Ereignis, das man sich nur mit professioneller ärztlicher Hilfe vorstellen kann.

So wie es bei den Urvölkern noch heute ist, war es jedoch auch hierzulande in längst vergangenen Zeiten üblich, dass eine Frau vor der Geburt ihres ersten Kindes mehrere Geburten von anderen Frauen in ihrer Großfamilie oder Dorfgemeinschaft miterlebte und ein Gespür dafür entwickeln konnte, wie man so ein Erlebnis meistert. Ich spüre, wie die Angst von mir weicht, allein durch die Beschreibung dieser Mutter, und dass ich kein Krankenhaus, keine Ärzte und keine Hebamme brauche.

Naja, andererseits schadet eine Hebamme auch nicht. Hausgeburt mit Hebamme fände ich gerade die beste Lösung! Dafür müsste

ich aber zuerst einmal klären, ob meine Hebamme das machen würde. Da diese jedoch jährlich einen horrenden vierstelligen Euro-Betrag an Haftpflichtversicherung leisten müsste, um Hausgeburten durchführen zu dürfen und dabei abgesichert zu sein, ist es recht unwahrscheinlich, dass sie Hausgeburten beisteht. Es gibt kaum noch Hebammen, die das tun. Ich müsste mich also sehr wahrscheinlich kurzfristig auf die Suche nach einer neuen Hebamme machen, die Hausgeburten durchführt, die Zeit hat und der ich vertraue. Ich würde sie auf jeden Fall erst einmal kennenlernen wollen. Vielleicht müsste ich sogar noch eine zweite oder dritte treffen, bevor ich eine finde, bei der ich mich in guten Händen fühle. Dafür ist die Zeit zu knapp. In vier Tagen ist der errechnete Termin. Ich überlege hin und her, aber vielleicht belassen wir es rein aufgrund der Kürze der Vorbereitungszeit bei der Krankenhausgeburt. Das muss ich mit Felix besprechen!
Ingrid Bauer schrieb auch über die erste Zeit mit dem Baby. Sie und ihr Mann haben ihr Baby weitestgehend nackt gelassen und ständig Haut an Haut am Körper getragen, in einem selbst genähten Tragerucksack, bei dem kein Stoff zwischen dem Tragenden und dem Baby war. Mit dem ständigen Körperkontakt haben sie ihrem Kind einerseits Geborgenheit gegeben, andererseits war das die Basis, um einfühlsam mit dem Baby zu kommunizieren, da sie kleinste Regungen sofort wahrnehmen konnten.
Nachts schlief ihr Baby mit im Elternbett. Sie hatten keine Windeln für ihr Kind, sondern haben erkannt, wann es musste und es entsprechend übers Klo oder einen geeigneten Ort gehalten, an dem es sein Geschäft verrichten konnte. Sie haben ihr Baby nie alleine gelassen und immer sofort reagiert, wenn es ein Bedürfnis geäußert hat. Die Mutter hat es so lange gestillt, bis es sich selbst abgestillt hat. Im Grunde waren sie immer für das Baby da, haben ihm Liebe und Nähe gegeben und sich um seine Bedürfnisse gekümmert, die es geäußert hat. Orientiert haben sich diese Eltern an dem, was sie für das Natürliche hielten, also an der Art und

Weise, wie Millionen von Menschen weltweit in den nicht-industrialisierten Gesellschaften mit ihren Kindern umgehen: Sie betreiben natürliche Säuglingspflege. Zudem haben sie auf ihre eigene Intuition wie auch auf die Rückmeldung ihrer Kinder vertraut und wurden dabei mit viel Kraft und Energie bereichert.

Bedürfnisorientierung – so langsam schließt sich der Kreis. Ich spüre, dass das richtig ist. Liebe, Nähe und Fürsorge statt Distanz zu unserem Baby halte ich für das Richtige, das Kraftvolle. Schon allein die Vorstellung lässt positive Energie fließen – und das aus meinem Mund!
Distanz, Regeln, Konsequenz wirken kraftraubend, wenn ich tief in mich hinein spüre. Ich sehe auf einmal völlig klar, als ob sich viele kleine Puzzleteile plötzlich zu einem gesamten Bild zusammensetzen.
Ich habe in den letzten Wochen eine innere Revolution erlebt. Mein Weltbild steht völlig Kopf – und ist jetzt richtig herum! Ich dachte immer, Kinder sind schrecklich anstrengend, weil sie selten etwas anderes tun als weinen, trotzen, fordern, nerven, quengeln, wollen und nehmen. Jetzt wächst ein Kind in mir heran und ich spüre, wie falsch mein Bild vom Leben mit Kind war. Dass das Leben mit Kind voller Liebe, Füreinander-da-sein und Gegenseitigkeit von Geburt an geprägt ist, das spüre ich jetzt erst. Nun traue ich mir zu, eine von Herzen gute, liebevolle, fürsorgliche Mutter zu sein, denn dazu befähigt mich die Natur.
Ich habe mich lange gefragt, was ich noch alles brauche für unseren Sohn. Wir haben ein Tragetuch und eine Babyschale fürs Auto. Wir besorgen uns noch fünf wasserdichte Unterlagen und sechs Mullwindeln für den Fall der Fälle – so viel zum praktischen, zum käuflichen Teil. Wir brauchen kaum Kleidung, kaum Pflegeprodukte, keine Windeln und keine Möbel. Alles, was unser Baby fürs Erste braucht, haben wir – beziehungsweise: sind wir! Uns braucht das Baby!

Mein Herz ist leicht und voller Freude, losgelöst von bisherigen belastenden, herzeinschnürenden, kraftraubenden Vorstellungen. Ich bin ganz bei mir. Ich bin bereit!

09. November 2012
Ich spreche mit Felix über die Möglichkeit, gleich nach der Geburt nach Hause zu gehen. Ich brauche keine vermeintliche Sicherheit im Krankenhaus, und auch sonst fallen mir nur Nachteile eines dreitägigen Krankenhausaufenthalts ein. Ich habe einige Geschichten im Kopf von Müttern, die von der Zeit im Krankenhaus und danach berichtet haben:
– „Ich habe das Zimmer mit einer anderen Mama geteilt. Mein Kind hat nachts die ganze Zeit geschrien und ich wollte die andere Mama nicht dauernd stören, also bin ich im Flur auf und ab gelaufen. Ich habe die Nächte im Krankenhausflur verbracht. Ich habe kaum geschlafen. Glaubst du, da nimmt dir einer dein Baby ab, damit du schlafen kannst? Nee! Das ist dein Baby, da hast du dich drum zu kümmern!"
– „Ständig kommt jemand herein: zur Visite, zur Babyuntersuchung, um Essen zu bringen, um Teller abzuholen, dann der ganze Besuch von dir oder von deiner Zimmernachbarin! Man hat nie Ruhe."
– „Die Zeit im Krankenhaus war ok. Aber daheim schrie mein Kind nachts die ganze Zeit. Es war die Dunkelheit nicht gewohnt. Im Krankenhaus war immer irgendwo Licht an."

Statt der erwarteten Sicherheit und Ruhe hat man also oft Unruhe und Stress. Man ist fremdbestimmt, was Essen, Ruhe- und Schlafenszeiten betrifft.
Außerdem würde ich die Sache mit der Windelfreiheit gerne ab dem ersten Tag probieren, und im Krankenhaus traue ich mich nicht, das durchzusetzen. Was, wenn es nicht klappt und die Schwestern wegen uns mehrmals täglich die Betten neu beziehen

müssen? Da machen wir uns unbeliebt. Aber in Windeln möchte ich unser Kleines auch nicht packen.
Was war es genau? Was spricht für einen Krankenhausaufenthalt? Ich weiß es nicht mehr.
„Wegen mir müssen wir nicht ins Krankenhaus", meint Felix zu meiner Überraschung. „Ich kann dort eh nicht gut schlafen."
„Ach so? Wir hätten das nur meinetwegen gemacht?", frage ich verwundert.
„Ja."
Ich bin überrascht. „Gut, dann können wir nach der Geburt nach Hause gehen, wenn es irgendwie geht".
Felix lächelt: „Ja, gerne! Dann machen wir das."
Wir sind uns einig. Wieder einmal.

11. November 2012
Ich fühle mich erleuchtet. Seit heute verstehe ich die Welt.
Auf einmal wird mir klar, warum ich rein vernunftmäßig eigentlich nie Kinder haben wollte. Weil ich glaubte, Kinder seien anstrengend. Weil Kinder meiner jahrelangen Ansicht nach viel mehr Stress als Freude bringen: weil sie als Baby schreien, als Kleinkind trotzen, als Kind immer noch so hilflos sind, als Jugendlicher rotzfrech und vielleicht sogar gewalttätig sind, bis sie endlich einmal erwachsen und vernünftig werden, wenn sie längst ausgezogen sind. Bis dahin ist es ein langer und oft mühseliger Weg, so dachte ich. Man muss Regeln aufstellen. Man muss darauf achten, dass sie eingehalten werden. Man muss stets konsequent sein. Man kämpft. Man verliert Nerven. Fühlt sich schlecht. Täglich. Das nennt sich dann Erziehung.
Jetzt, heute, einen Tag vor dem berechneten Geburtstermin, durchschaue ich es: Ich bin von meiner Kultur geprägt. Das war nicht meine persönliche Sicht auf Kinder, es war der Blick meines Umfelds, meiner Gesellschaft. Tendenziell. Und es könnte sein, dass meine Kultur sich irrt.

Diese Erkenntnis habe ich aus dem Buch über die Yequana-Indianer im Dschungel Venezuelas gewonnen. Die Autorin Jean Liedloff berichtet vom glücklichsten Volk der Welt und wie es mit seinen Kindern umgeht. Sie vergleicht die Kultur der Indianer mit der westlichen Gesellschaft. Auf dem Glücksbarometer sind wir die klaren Verlierer.

Die Yequana-Indianer gehen von einem angeborenen Sozialtrieb aus und erwarten entsprechend soziales Verhalten von ihrem Kind. Sie erwarten, dass es mithilft. Sie erwarten, dass es im Rahmen seiner Fähigkeiten für sich selbst und für seine Sicherheit sorgt, für sich selbst Entscheidungen trifft und dass es den Eltern hinterherläuft, wenn sie weitergehen.

Die Indianer sehen ein Baby bereits als vollwertiges Mitglied der Gesellschaft, das kompetent kundtut, was es braucht, sei es Nähe, Nahrung oder Anregung. Die Erwachsenen geben das den Kindern selbstverständlich: Sie stillen ihre Babys, wann immer diese Hunger äußern; sie schlafen nachts zusammen mit den Kindern; sie tragen ihre Babys bis zum freiwilligen Krabbelbeginn ständig am Körper, sodass diese immer dabei sind, ohne im Zentrum der Aufmerksamkeit zu stehen. Die Kinder lernen damit alles Lebensnotwendige durch Beobachtung und Teilhabe am Leben der Gemeinschaft.

Bei den Indianern sind alle jeden Tag glücklich: die Babys, die Kinder, die Heranwachsenden und die Eltern. Es herrscht Festtagsstimmung, täglich. Es gibt keine Streitereien, keinen Druck, keine Machtkämpfe, kein Genervtsein, keinen Ärger, keine Gewalt, keinen Trotz und keinen Wettbewerb. Wenn ich mir ihren Umgang mit dem Kind vor Augen führe, fühle ich tief in mir, dass er richtig ist. Bedürfnisorientierung und Miteinander statt starrer Regeln und Kämpfen darum, wer sich durchsetzt.

Und wie ist das hier in meiner Kultur? Hier gehen die meisten Erwachsenen davon aus, dass Kinder gesellschaftsuntauglich und triebgesteuert sind, wenn sie geboren werden. Eltern, Erzieher und Lehrer versuchen folglich, die Kinder und deren Triebe durch verschiedene Erziehungsstile zu formen und zu sozialisieren. Sie erklären ihren Kindern soziales Verhalten. Oder sie freuen sich über Mithilfe des Kindes und loben überschwänglich, um soziales Verhalten zu bestärken. Wenn Mithilfe ausbleibt, tadeln sie.

Hier beschützen Eltern ihr Kind vor den Gefahren, statt auf dessen Selbsterhaltungstrieb zu vertrauen: Sie halten es an der Hand, damit es nicht auf die Straße läuft; sie halten es beim Klettern fest, damit es nicht herunterfällt. Eltern laufen Kindern hinterher und fangen sie wieder ein.

Es gibt hier Eltern, die auf ein Schreien ihres Kindes nicht reagieren (höchstens mit Tadel), weil das Kind sonst lernen könnte, dass es durch Schreien etwas erreicht, weil man ein derart verpöntes Verhalten nicht unterstützen darf oder weil das Kind den Machtkampf nicht gewinnen darf. In vielen Situationen erwarten Eltern unselbstständige, unsoziale Kinder ohne Gefahrenbewusstsein und ohne Sinn für soziales Verhalten.

Das Krasse dabei ist: Beiderlei Erwartungen werden erfüllt, sowohl die der Indianer als auch unsere, denn die Kinder richten sich nach den an sie gestellten Erwartungen und handeln entsprechend.

Bei den wenigen Kontakten mit Kindern hierzulande, die ich bisher hatte, habe ich mich immer über deren Unselbstständigkeit gewundert: dass Siebenjährige nicht wussten, wie die Straße heißt, in der sie wohnten; dass Zwölfjährige nicht von sich aus das Wichtige im Unterricht mitschrieben, sondern nur nach Aufforderung. Sie erschienen mir unselbstständig, teilweise lebensunfähig. Ich verstand nicht, warum man vielen Kindern alles bis ins Detail vorgeben musste, was sie zu tun hatten und wie sie es tun sollten. Jetzt begreife ich, dass es möglicherweise nicht an den Kindern liegt, sondern an den Erwachsenen und deren Erwartungen.

Viele Eltern und Lehrer erwarten, dass Kinder unselbstständig sind, und die Kinder handeln so, wie man es von ihnen erwartet. Wie oft wollte ich im Unterricht etwas mitschreiben, worüber der Lehrer berichtete, und er sagte: „Nein, nein, das brauchst du nicht aufzuschreiben!" Natürlich bin ich dieser Aufforderung gefolgt.
Dass Kinder sich an den Erwartungen ausrichten, gilt aber nicht nur für Selbstständigkeit, sondern auch für Sozialverhalten.
Das ist im Prinzip eine gute Nachricht. Ich als werdende Mama bin keinem asozialen, unselbstständigen, unvorsichtigen und rotzfrechen Kind ausgeliefert und muss nun sehen, wie ich damit zurechtkomme. Nein, ich als Mama beeinflusse das Verhalten des Kindes durch meine innere Haltung, meine Erwartungen und durch mein Verhalten. (Aber natürlich nicht nur ich, sondern auch weitere Bezugspersonen.) Das heißt: Wenn ich erwarte, dass mein Kind von sich aus selbstständig und sozial ist, sollte es sich entsprechend auch so verhalten.
Ich muss nach Venezuela! Ich muss das sehen! Das Verhalten der Indianer ist so logisch, so selbstverständlich und fühlt sich so richtig an, dass ich dieses Volk gerne selbst erleben würde. Wenn die Autorin nicht von tagelanger mühseliger Anreise durch den Dschungel gesprochen hätte und ich jetzt nicht hochschwanger wäre, hätte ich sofort einen Flug gebucht.
Hm, vielleicht sollten wir dorthin auswandern. Muss ich mit Felix besprechen.
Ich fühle mich jedenfalls in unserem Weg bestätigt. Es fühlt sich richtig an, dass wir mit dem Herzen auf all die Bedürfnisse unseres Sohnes reagieren wollen und dass wir darauf vertrauen, dass er uns zeigen wird, was er braucht. Dazu zählt vermutlich Stillen nach Bedarf, ihn viel zu tragen, ihn bei uns im Bett schlafen zu lassen und ihn windelfrei zu lassen – alles unter der Bedingung, dass er uns zeigt, dass ihm das gut tut und dass er das möchte.
Heute, einen Tag vor dem errechneten Geburtstermin, fühle ich mich vorbereitet. Unser Kind kann kommen. Ich fühle mich

befreit von dem Druck und dem Stress, unserem Kind Regeln aufzudrücken und diese durchsetzen zu müssen. Ich vertraue darauf, dass mein Kind von sich aus sein Bestes geben wird. Mir geht es so gut wie nie zuvor in meinem Leben. Ich bin unserem Kind jetzt näher als je zuvor. Ich fühle mich menschlicher, warmherziger, innerlich vollkommen ruhig und entspannt. Von einem tiefen inneren Frieden erfüllt und von dem Gefühl, dass alles richtig ist, wie es ist.
Bin ich im Herzen eine Indianerin?
Ja, ja, jaaa!

12. November 2012
Heute ist es soweit: Der errechnete Geburtstermin ist erreicht. Um Mitternacht wurde ich aus meinem seligen Traum von einem Leben mit den Indianern geweckt und in die Realität zurückgeholt. Eine Geburt steht bevor! Keine Zeit für Träumereien, jetzt wird es ernst, es wird konkret!
Der Kleine hat getreten und geboxt, ach was sage ich: Geturnt hat er in meinem Bauch! Als ob er Purzelbäume schlägt! Ich konnte nicht schlafen. Ich habe mir Sorgen gemacht, dass er sich dreht und dann nicht mehr mit dem Kopf, sondern mit den Beinen unten liegt. Eine solche Drehung ist in diesem Schwangerschaftsstadium sehr unwahrscheinlich. Trotzdem mache ich mir darüber Gedanken. Ich habe den Eindruck, dass es dem Kleinen zu eng wird.
Sonst ist aber nichts Bemerkenswertes vorgefallen. Ich habe vormittags im Krankenhaus angerufen und gefragt, was ich eigentlich jetzt tun muss: Soll ich erst kommen, wenn die Geburt losgeht, oder zwischendurch noch einmal zur Untersuchung? Die diensthabende Hebamme riet mir, ab jetzt alle zwei Tage zur Untersuchung vorbeizukommen. Heute schon, wenn ich wollte, oder morgen oder übermorgen das erste Mal. Ich wählte die goldene Mitte: morgen.

13. November 2012

Heute ist der errechnete Termin einen Tag überschritten. Unser Kleiner hat quasi Verspätung. Felix und ich fahren abends nach seiner Arbeit gemütlich ins Krankenhaus zur Untersuchung. Zuerst wird ein Ultraschall gemacht. Dieser zeigt, dass noch genug Fruchtwasser vorhanden ist und die Durchblutung der Nabelschnur in Ordnung ist. Die drohende Verkalkung, die meine Frauenärztin vor 14 Tagen festgestellt hatte und die ich dringend vor genau vier Tagen hätte prüfen lassen sollen, ist harmlos. Dachte ich mir schon.

Dann steht ein CTG auf dem Programm. Schon wieder? Ich will es mir nicht gleich mit den Ärzten im Klinikum verscherzen, schließlich will ich hier entbinden. Ich weiß, wie empfindlich meine Frauenärztin auf die Verweigerung reagiert hat. Also beschließe ich, erst einmal zu schauen, ob unseren Kleinen das CTG stört, und nur bei Bedarf einzuschreiten. Unser kleiner Schatz bleibt aber ruhig. Ich lasse es daher zu. Das CTG zeigt einen Ausschlag in 20 Minuten. „Sie hatten eine Kontraktion", erklärt mir der Arzt. Ich muss zugeben, jetzt finde ich diese Untersuchung spannend. Es ist genau sichtbar auf dem CTG-Ausdruck: ein deutlicher Ausschlag! Nein, ich habe nichts gespürt – aber ich habe auch verdammt gut geatmet!

„Wow, eine Kontraktion! Dann kann es ja jederzeit losgehen!", witzle ich mit dem Arzt.

Er lächelt und sagt: „Es ist unvorhersehbar, wann es soweit ist. Es kann sein, dass Sie gerade die Klinik verlassen und es in diesem Moment losgeht, oder Sie kommen gerade daheim an und dann geht es los – oder auch erst in drei Tagen, wer weiß!"

Als wir die Klinik verlassen, muss ich an seine Worte denken. Doch ich spüre nichts. Als wir daheim ankommen, muss ich an seine Worte denken, doch auch da tut sich nichts. Zeit also, noch einmal gut zu schlafen! Vorfreude, Spannung, ein erwartungsfreudiges Kitzeln im Bauch ist aber jetzt mein ständiger Begleiter.

15. November 2012
Das Baby ist immer noch im Bauch. Langsam könnte es kommen! Es ist alles vorbereitet. Wir warten. Um uns die Wartezeit etwas zu vertreiben, mussten wir heute wieder ins Krankenhaus zur Vorsorge. Das CTG hat diesmal fünf Kontraktionen gezeigt. „Da Sie keine Schmerzen haben, muss das aber nichts heißen", so die Belehrung durch den Arzt. Es kann also dauern.
Felix ist im Anschluss in aller Seelenruhe mit Freunden Essen gegangen. Welch ungünstiger Zeitpunkt, ein paar Tage nach dem errechneten Termin! Aber ok, es geht mir gut. Felix wollte, dass ich mitkomme. Das wollte ich aber nicht. Ist mir zu viel Tumult. Gesprächen kann ich gerade kaum folgen, viele Menschen und Geräusche sind schwer zu ertragen. Ich bin ruhebedürftig. Selbst Fernseher und Radio bleiben in letzter Zeit aus.
Ich bleibe also allein daheim.
Mutterseelenallein.
Ich heule Rotz und Wasser.
Ich habe Angst, dass Felix so kurz vor der Geburt etwas passieren könnte. Meine Fantasie geht mit mir durch. Ich stelle mir vor, Felix landet auf der Intensivstation im Krankenhaus. Natürlich gehen in meiner Vorstellung genau zu dem Zeitpunkt meine Wehen los und ich muss auch ins Krankenhaus. Während Felix um sein Leben kämpft, bekomme ich das Kind, quasi nebenan. Ich frage mich, welchen Namen ich dem Kind geben würde und was ich ihm später von seinem Papa erzählen würde, falls er stirbt. Ich überlege, wen ich anrufen und was ich sagen würde. Ich muss an den Gesprächskreis Alleinerziehender denken, dem ich einst als Praktikantin beisitzen durfte. Den meisten ging es emotional schlecht, weil das Leben „anders ausgemacht" war. Man hat es sich gemeinsam vorgestellt und geplant. Mit einem Schlag ist dann alles anders.
Die Tränen kullern nur so bei den Gedanken. Ich wünsche mir so sehr, dass die Tür aufgeht und Felix heimkommt. Doch

vermutlich bestellen sie gerade erst das Essen. Am liebsten würde ich Felix anrufen und ihn nach Hause bitten. Doch ich habe Angst, dass er genau dann, aufgrund meines Anrufs, in den lebensbedrohlichen Unfall verwickelt wird und ihm andernfalls nichts passiert wäre. Kein sonst so üblicher rationaler Gedanke mag sich einstellen. Ich schwimme auf der emotionalen Talfahrt dahin. Vermutlich die Hormone. So irrational kenne ich mich nicht.

Nach ein paar Minuten ist der Hormoncocktail überstanden und mein Vertrauen in die Welt wieder da. Ich bin von dem plötzlich auftauchenden Hormonschub überrascht – dachte immer, Depressionen kommen erst nach der Geburt, wenn überhaupt. Ich atme erst einmal tief durch und gehe aufs Klo. Entspannungspipi. Es ist blutig.

Jetzt nur die Ruhe bewahren! Ich muss Felix doch anrufen. Er muss nach Hause kommen. Felix erwartet gerade das Essen, ein ungünstiger Zeitpunkt.

Ich muss an Dora denken, die von einem Pärchen aus einem früheren Geburtsvorbereitungskurs erzählt hat. Er, der angehende Herr Papa, war gerade mit der Katze beim Tierarzt, als seine Frau ihn anrief. Sie sagte ihm, sie habe einen Blasensprung, und er meinte, er könne jetzt nicht, sie wisse doch, er sei beim Tierarzt.
„Schatz", wiederholte sie eindringlich, „ich hatte einen Bla-sen-sprung!" Sie betonte dabei jede Silbe.
„Ah", da dämmerte es dem zukünftigen Papa. Er packte die Katze ein und eilte vom Tierarzt nach Hause, um seine Frau ins Krankenhaus zu fahren.

So ähnlich war mein Telefonat mit Felix. Er war verärgert über den Zeitpunkt meines Anrufs. Verärgert, dass er jetzt das Essen, das ihm gerade vor die Nase gestellt wurde, unterbrechen und mit mir noch einmal ins Krankenhaus fahren muss. Drei Tage nach dem errechneten Termin will ich aber von einem Vorwurf besser nichts wissen! Vorfreude fände ich persönlich angebrachter. Ich glaube nämlich, es geht bald los!

Um 22:00 Uhr liege ich im Krankenhaus und bekomme ein CTG und eine vaginale Untersuchung. Beim CTG komme ich zur Ruhe und spüre in mich hinein. Ich spüre die Kontraktionen und bitte Felix, auf dem Ausdruck zu überprüfen, ob mein Gespür richtig ist. Und tatsächlich: Mein Gefühl stimmt mit dem Ausdruck überein. Nicht schmerzhaft, aber unangenehm. Als ob Durchfall drückt, aber man kein Klo in der Nähe hat.
Es wird also ernst. Mir wird mulmig. Ich habe Angst vor den Schmerzen und der Geburt. Die Kontraktionen kommen regelmäßig, die Entbindung rückt in greifbare Nähe. Wieder Emotionen statt Kognitionen. Völlig in mich gekehrt und gedankenversunken bereite ich mich innerlich auf die Geburt vor. Felix versucht ein paar Späßchen zur Aufmunterung. Doch für Scherze habe ich keinen Sinn mehr. Ich brauche einen ernsten Erwachsenen! Ich sage ihm das. Es wirkt. Er wird ernst. Die vaginale Untersuchung zeigt, dass der Muttermund einen Zentimeter geöffnet ist. Blut kommt heraus. Mir wird ganz anders. Es ist real und ernst. Ich spüre Angst. Scheiß-große Angst.

Um 22:30 Uhr machen wir uns auf den Weg vom Krankenhaus nach Hause. Felix verabschiedet sich mit einem breiten Grinsen von der Hebamme: „Dann bis morgen!"
„Wahrscheinlich!" antwortet die Hebamme.
Noch immer spüre ich die Kontraktionen deutlich.
Um 23:00 Uhr sind wir daheim angekommen. Getrieben von der bevorstehenden Geburt eile ich durch die Wohnung und treffe alle restlichen Vorkehrungen für die baldige Fahrt ins Krankenhaus: Die Kosmetiktasche packe ich in die Kliniktasche. Die war bisher immer noch draußen geblieben, weil ich sie jeden Tag

gebraucht habe. Ich gieße die Blumen. Wer weiß, wann ich wiederkomme. Zu guter Letzt kontrolliere ich noch meine Notizen, ob ich auch an alles gedacht habe. Die Liste liegt schon lange parat, damit ich im Eifer des Gefechts nichts vergesse.
Als alles erledigt ist, lege ich mich schlafen. Eine Wärmflasche im unteren Rücken entspannt mich. Es ist Mitternacht.

16. November 2012
Ich versuche zu schlafen. Es gelingt. Ich bin nur ein- oder zweimal kurz aufgewacht.

5:45 Uhr: Felix' Wecker klingelt. Ich döse noch weiter.

6:30 Uhr: Ich gehe aufs Klo und setze mich dann zu Felix an den Frühstückstisch. Er will noch zur Arbeit gehen. Das ist in Ordnung für mich. Die Wehen sind unangenehm, aber erträglich. Heute ist Freitag, da ist Felix normalerweise schon um 14:30 Uhr zu Hause. Ich werde ihn anrufen, falls die Wehen so schlimm werden, dass er früher nach Hause kommen soll.

7:00 Uhr: Felix fährt zur Arbeit. Ich mache mir erneut eine Wärmflasche, lege mich zurück ins Bett und versuche zu schlafen. Bei jeder Wehe wache ich auf, bewege mein Becken etwas, atme tief. Die Wehen sind kurz und erträglich.

9:00 Uhr: Ich stehe auf und zwinge mich, Müsli zu essen. Ja, es stimmt, was ich gehört habe: Man hat keinen Hunger. Aber ich muss mich kräftigen, und das geht nur mit gutem Essen!
Müsli ist bald alle. Mein Hauptnahrungsmittel jede Nacht. Ich schreibe Felix eine SMS: Er muss nach der Arbeit unbedingt noch einkaufen. Das sichert das Überleben in den nächsten Tagen.
Die letzte Wehe tat schon etwas mehr weh. Dora hat uns geraten, möglichst lange aufrecht zu bleiben und zu gehen. Wenn das

nicht mehr geht, dann zu stehen. Wenn einem das zu viel wird, dann zu sitzen, und erst wenn das unmöglich wird, dann zu liegen. Nach dem Frühstück stehe ich also auf und begegne selbstbestimmt der Wehe.

Jede Wehe unterbricht meine Tätigkeiten. Ich muss innehalten. Man soll ausprobieren, womit es einem besser geht: das Becken kreisen oder es vor- und zurückschieben. Beides ist unangenehm. Tief in den Bauch atmen soll man, vor allem vollständig ausatmen. Das soll entspannen. Stattdessen tut es mir weh, schmerzt mehr als Brustatmung. So viel zu Theorie und Praxis! Gut, dass die Wehen nur kurz sind. Zwei- bis viermal tief atmen und sie sind schon vorbei. Dann ist wieder alles normal.

Ich überlege, wie ich den Tag gestalten soll. Ich beschließe, erst einmal zu duschen und mich fertig zu machen. Mit Haarewaschen, damit das erste Foto nach der Geburt einigermaßen gut aussieht. Soll ich mich schminken? Werde ich weinen? Hanna hat nicht geweint. Ja, ich beschließe, mich zu schminken. Wasserfeste Wimperntusche hält auch Tränen stand, eine Weile zumindest. Besser ein Foto mit leicht verschmierter Wimperntusche unter den Augen als ohne Schminke. Eitel bin ich. Dabei ist die Geburt doch so etwas Natürliches! Ich fühle mich scheinheilig.

Ich ziehe bequeme Sachen an, die ich mir gut vorstellen kann in der Klinik zu tragen. Leicht an- und auszuziehen, nicht zu warm, nicht zu kalt, für drinnen ideal.

Eigentlich wollte ich heute spazieren gehen, um Zweige und Tannenzapfen als Weihnachtsdekoration zu sammeln. Das lasse ich lieber. Besser nicht alleine aus dem Haus. Bei jeder Wehe krümme ich mich. Das muss nicht auf der Straße sein. Soll ich stattdessen in der Wohnung spazieren? Oder mich lieber in den Wehenpausen ausruhen, solange es noch geht? Couch klingt gut. Es wird heute noch anstrengend genug. Ich mache mir einen Tee und nochmals eine Wärmflasche und begebe mich auf die Couch. Laufen oder Stehen während der Wehen tut viel zu sehr weh. Ich

setze mich lieber hin, wenn die Wehen kommen. Sitzend wackle ich mit meinem rechten Bein hin und her. Das tut mir am besten. Ich weiß auch nicht wieso. Das hat mir niemand beigebracht.
Soll ich eine Freundin anrufen zur Ablenkung? Nein, lieber nicht. Ich kann mich nicht konzentrieren, kann nichts aufnehmen. Das konnte ich schon die letzten Tage nicht, wenn Felix mir von seiner Arbeit erzählt hat. Außerdem wäre die Freundin nach dem Gespräch so lange aufgeregt bis ich ihr schriebe, dass das Baby da ist. Nein danke! Soll ich meine Eltern anrufen? Nein, das wäre das Gleiche. Hanna anrufen und um Tipps bitten für die Wehenzeiten? Ach, was soll sie schon anderes sagen als das, was wir im Kurs gelernt haben? Ich merke, was mir weh tut und was mir gut tut.
Heute ist Freitag. Gut für meine Eltern, sie könnten schon am Wochenende das Baby sehen. Will ich das oder brauche ich erst einmal Ruhe? Weiß ich noch nicht.

10:00 Uhr: Stechende Wehenschmerzen. Luft nicht anhalten! Es soll helfen, geräuschvoll auszuatmen. „Auauau!"
Geräusche machen beim Ausatmen tut weh. Tolle Sache, der Geburtsvorbereitungskurs! Naja, vielleicht helfen die Techniken zu späterer Stunde.
Wann soll ich Felix anrufen? Die Wehen schmerzen schon ziemlich. Aber ich spüre, dass ich noch Zeit habe. Ich kann noch eine Weile daheim bleiben. Es hilft zu wissen, dass die Wehen immer nur kurz sind. Die langen Pausen dazwischen tun gut. Also kann Felix noch ein bisschen arbeiten. Mindestens bis Mittag wäre gut, dann zählt es als Arbeitstag und wir haben einen Urlaubstag mehr.
Jetzt bewegt sich der Kleine. Das tut genauso weh wie eine Wehe. Na herzlichen Dank! Schlaf doch, mein Kleiner, bitte schlaf!
Der Schmerz kneift jetzt vorne und hinten im Becken. Gestern war es nur hinten, wie Rückenschmerzen oder Muskelkater. Jetzt

kommt dieses Stechen vorne dazu. Aber gut ist, dass die Angst von gestern weg ist. Ich bin stattdessen konzentriert.
Unser Bett ist noch unordentlich. Ich könnte es noch herrichten – ist aber auch ok, wenn ich einfach auf der Couch sitzen bleibe. Mensch, ich habe Wehen, das gönne ich mir heute, dass ich das Bett lasse, wie es ist!
Wir haben einen Tageskalender auf dem Wohnzimmertisch, bei dem auf jedem Blatt ein anderer Spruch steht. Heute lese ich: „Das Glück ist da, wo man es hinträgt." Ich muss lachen. Das Glück ist doch da, wo man es *aus*trägt!

11:00 Uhr: Ich blättere das Buch mit den Vornamen nochmals durch. Es ist so schwer, einen Namen auszusuchen! Wir sind uns immer noch uneinig. Hoffentlich überkommt uns ein passender Einfall, wenn wir unseren Kleinen sehen.
Ich habe den Dreh nun raus, wie ich Wehen sitzend veratmen kann und trotzdem nicht den ganzen Tag auf der Couch verbringen muss: Ich warte eine Wehe ab, danach habe ich ein paar Minuten Zeit etwas zu erledigen, aufs Klo zu gehen, mir Tee oder etwas zu essen zu machen. Dann setze ich mich wieder hin und warte auf die nächste Wehe. Ich muss definitiv schon sitzen, wenn sie beginnt. In der Küche haben wir einen Barhocker, den ich in der Schwangerschaft immer beim Kochen verwendet habe, weil das Stehen zu anstrengend war. Jetzt dient er mir als Platz zur Wehenveratmung. Im Schlafzimmer kann ich mich aufs Bett setzen, im Bad aufs Klo, im Kinderzimmer aufs Gästebett und im Wohnzimmer auf die Couch, wenn die Wehe dort eintritt. Dann setze ich mich hin, wackle mit dem Fuß und veratme die Wehe. Das klappt gut.
Ich atme jetzt aus, indem ich summe, oder noch lieber mit einem hörbaren „Höööö". Klingt komisch, tut aber gut. Hilft also doch! Ich konzentriere mich dabei auf das Geräusch statt auf die tiefe Bauchatmung, denn die schmerzt.

Eigentlich wäre es schön, wenn Felix schon daheim wäre. Andererseits ist es auch gut, dass ich allein bin. So finde ich zur Ruhe und zu meinem Rhythmus.
Ich sollte mir langsam das Informationsblatt zur PDA durchlesen. Zwar will ich keine, aber für den Fall der Fälle.
Die zwei Seiten sind schnell gelesen. Fazit: Kommt nicht infrage! Die Nebenwirkungen und Risiken sind zu extrem und zu viele. Man rechnet zwar immer mit dem Besten, aber das ist definitiv zu krass. Temporäre Taubheit im Unterleib und in den Beinen ist klar. Aber die PDA kann auch die Wehentätigkeit verringern, sodass dann Wehenmittel erforderlich sein können und häufiger als gewöhnlich Saugglocke oder Zange herangezogen werden. Das ist furchtbar!
Schon beim Blick auf die allgemeinen Risiken bei Betäubungsverfahren wird mir schwindelig: Nervenverletzungen oder Verletzungen von Blutgefäßen, Infektionen, Blutvergiftung, chronische Schmerzen oder bleibende Lähmungen, Nervenschäden, Lähmungen an Armen und Beinen, Übelkeit, Erbrechen, Atembeschwerden, Kreislaufprobleme, ...
Dazu kommen noch Risiken und mögliche Komplikationen, die speziell durch die PDA auftreten können: Krampfanfälle, Bewusstseinsverlust, Herz- und Kreislaufversagen, starke Kopfschmerzen, direkte Verletzung des Rückenmarks, bleibende Lähmungen, Querschnittslähmung, bleibende Verschlechterung des Hör- oder Sehvermögens, Hirnhautentzündung, Hirnblutung, ...
Himmel, Arsch und Zwirn! Bin ich denn bekloppt?! Nie, nie im Leben tue ich mir solche Risiken an! Nee, nee, wir schaffen das auch ohne PDA, genauso wie etliche Generationen vor mir! Man denke nur, wie viele Menschen geboren werden mussten, damit es mich gibt. Alle haben das ohne PDA geschafft. Jetzt bin ich dran.

12:00 Uhr: Die Wehen kommen in überraschend kurzen Abständen: 12:08 Uhr, (12:15 Uhr), 12:17 Uhr, (12:22 Uhr), 12:27 Uhr.

Zählen die Miniwehen mit? Ich habe sie in Klammern geschrieben. Denke nicht, dass sie mitzählen. Also habe ich einen Wehenabstand von etwa neun bis zehn Minuten. Wenn die Abstände halb so groß wären, müsste ich schon heftige Wehen haben. Soweit bin ich noch nicht. Kommt noch.

Mein Summ-Repertoire hat sich erweitert. Ich mache „Mhhh, mhhh, mhhh", wie auf einer Tonleiter ansteigend, „Huhuhuhuhuhu" mit hohem Ton beginnend, dann schnell abfallend und auf niedrigem Ton konstant bleibend, vibrierend im Takt der Fußbewegung. Bei den Miniwehen zwischendurch kann ich auch ein Lied singen oder summen. Dank an den Geburtsvorbereitungskurs, wo wir lautes Atmen beziehungsweise summen üben mussten!

Das Mittagessen tat gut. Ich wurde schon wieder müde vom Unterzucker.

Gelegentlich köpft der Kleine nach unten. Bisher ging das immer gegen die Blase. Nun sticht es leicht – irgendwo anders. Ich kann das nicht genau lokalisieren. Vielleicht will er den Muttermund aufstoßen helfen? Medizinisch sicher falsch, aber hey, einer Frau in den Wehen ist das egal! Ich stelle es mir so vor. Ich hoffe einfach, dass jeder Stich, so unangenehm er auch sein mag, uns bezüglich Muttermundöffnung weiterbringt.

Ich muss mich einmal selber loben! Toll, wie souverän und ruhig ich das Ganze meistere! Das hätte der Angsthase in mir gestern Abend nicht gedacht. Ob es daran liegt, dass ich allein daheim bin und nicht die Möglichkeit habe, in die kindliche, hilflose Rolle zu schlüpfen, die behütet und bestärkt werden muss? Ich muss das beibehalten, auch wenn Felix von der Arbeit heimkommt!

Felix freut sich schon sehr, dass unser Kleiner heute schlüpft. Gerade habe ich seine SMS gelesen.

13:00 Uhr: Felix hat eben angerufen. Wir haben vereinbart, dass er noch bis 14:00 Uhr arbeiten kann. Solange ich mich daheim gut fühle, ist es ok – hier bin ich immerhin selbstbestimmt. Besser in Ruhe daheim als von den Gegebenheiten im Krankenhaus abhängig. Hier kann ich essen, wann und was ich will, bin frei in allem, was ich tue und was nicht.

Fernseher und Radio bleiben aus, Computer sowieso. Ein Buch brauche ich auch nicht. Bin ausreichend mit Wehen und Tagebuchschreiben beschäftigt. Schöner Tag eigentlich, bisher fühle ich mich sehr souverän. Nur aufs Klo gehen ist nervig. Wenn ich drücke, fühlt es sich so an wie eine Wehe. Uff!

Es ist witzig, die Wehenpausen zu nutzen. Ich schaue dauernd auf die Uhr, um bis zirka eine Minute vor der erwarteten nächsten Wehe etwas zu erledigen. Zum Teil flitze ich regelrecht durch die Wohnung, um rechtzeitig vor Wehenbeginn wieder an einem Platz zu sein, wo ich sitzen kann. Da sitze ich dann und warte, bis die Wehe kommt und vorbeigeht. Danach geht es weiter. Es macht irgendwie Spaß.

Ich habe schon Pläne für die nächsten Wehenpausen: mich einmal frisch machen, einmal Tee machen zum Mitnehmen ins Krankenhaus, einmal Teller aufräumen vom Mittagessen und Topf abwaschen. Dann ist schon wieder eine halbe Stunde vorbei. Die Zeit vergeht schnell.

Bald wird Felix aufhören zu arbeiten. Normalerweise wäre er dann um 14:30 Uhr daheim. Wenn er nach der Arbeit noch kurz einkaufen geht, kommt er vermutlich zwischen 14:45 und 15:00 Uhr nach Hause. Das müsste passen.

Bin gespannt, wie er auf mein musikalisches Ausatmen während der Wehen reagieren wird! Er hat die Steigerung nicht mitbekommen.

14:25 Uhr: Nachdem ich des Sitzens langsam müde geworden war, wollte ich eine Wehe im Liegen ausprobieren. Wer weiß, wie lange das heute noch dauert! Ein bisschen liegen, dachte ich, würde vielleicht meine Kräfte schonen. Drei Minuten war ich eingedöst, dann kam eine Wehe mit riesigen Schmerzen. Liegen ist scheiße! „Auau-ahhh!"

Auf einmal macht es „knack" und „plopp": Die Fruchtblase ist geplatzt.
Ich warte die größten Schmerzen ab, dann eile ich aufs Klo. Ich wünschte, Felix wäre schon da!
Ich will jetzt ins Krankenhaus! Jetzt!
Ich beschließe, ihn sofort anzurufen, sobald ich vom Klo komme. Gerade in dem Moment höre ich den Schlüssel im Schloss. Felix kommt heim. Er war nicht mehr einkaufen.
Wieso nicht?
Danke, danke, danke! Er kommt genau richtig!
Er kommt zu mir ins Bad.
„Wie geht es dir?", will er wissen.
„Meine Fruchtblase ist eben geplatzt."
„Also möchtest du jetzt ins Krankenhaus fahren?", fragt er grinsend.
„Ja! Wir fahren jetzt!", ist die Antwort. Ohne Grinsen.
Ich warte noch eine weitere Wehe ab, dann erhebe ich mich vom Klo, packe mein Tagebuch in die Tasche und gehe zum Auto. Felix bringt die Tasche mit. Die Wehen sind schmerzhaft, ich stöhne laut.

Nachtrag zum 16. November 2012
Ich dachte in meiner Naivität, ich könnte bis zur Geburt in den Wehenpausen weiter Tagebuch schreiben. Netter Versuch! Falsch gedacht. Ich trage also aus der Erinnerung nach, wie es am 16. November weiterging:

Jede Wehe tut höllisch weh. In jeder Kurve, die Felix fährt, tut es noch einmal extra weh. Ich bin gottfroh, dass wir jetzt auf dem Weg in die Klinik sind.

15:00 Uhr: Ankunft auf dem Parkplatz beim Krankenhaus. Ich warte eine Wehe ab, dann wage ich mich aus dem Auto. Der Weg vom Parkplatz zum Krankenhaus ist unendlich weit. Zum Glück steht eine Bank auf halber Strecke. Die nutze ich für eine weitere Wehe. Eine Frau geht vorbei. Sie lächelt mich an. Sie weiß, dass heute ein Kind geboren wird. Ja, ein schöner Tag eigentlich! Die Sonne scheint und unser Kind kommt zur Welt. Ich lächle zurück, halb zumindest.

Nach der Wehe schaffen wir es bis zum Eingang. Gleich um die Ecke muss ich mich wieder für eine Wehe setzen. Dann endlich kommen wir bis zum Kreißsaal-Bereich. In einer Wehenpause soll ich mich hinlegen. Die Hebamme möchte mich untersuchen. Ich kenne sie von der Anmeldung. Schön, ein bekanntes Gesicht zu sehen! Der Muttermund ist schon sechs bis sieben Zentimeter geöffnet. Sie ist erstaunt. Starke Leistung bis dahin! Es geht gleich ab in den Kreißsaal.

Ich darf nicht mehr sitzend die Wehen veratmen, sie wollen ein CTG anschließen. Dazu muss ich liegen. Ich lege mich auf die linke Seite. Im Liegen tun die Wehen stärker weh.

Ich wusste schon, warum ich lieber sitzen wollte! Muss das sein?! Ich muss stöhnen und schreien. Hier darf ich alles.

Felix will meine Hand halten und mich streicheln. Das ist nichts für mich. Hände weg! Es tut mir leid für ihn, denn ich weiß noch von der Geburt mit Hanna, wie wichtig es ist, als Begleitperson immer etwas zu tun zu haben. Doch darauf kann ich keine Rücksicht nehmen. Ich habe gerade nichts zu tun für ihn. Er wird damit zurechtkommen.

Eine Ärztin ist da, älter, unsympathisch. Egal, sie ist Ärztin. Ich schließe die Augen. Ich brauche jemanden, der mir das Bein hält während der Wehen. Das wird Felix' Aufgabe. Er findet seinen Platz. Ich will das Bein angewinkelt in der Luft haben, nicht auf dem anderen Bein liegend. Das ist angenehm. Angenehm? Nichts ist angenehm! Aber es ist ... gut irgendwie, auf eine bestimmte Art und Weise. Komische Sachen will und braucht man bei einer Geburt. Aber mir ist egal, ob das komisch wirkt oder nicht. Ich gebe heute die Kommandos!

In den Wehenpausen krault Felix mir den Rücken. Oh ja, weiter so! Gerne auch nach der Geburt jeden Tag! Ich finde, ich hätte das mit dem heutigen Tage verdient.

Von Wehe zu Wehe schreit man sich so durch. Ich muss an Dora denken. Sie hatte uns geraten zu schreien und wünschte uns eine Türkin im Kreißsaal nebenan, deren Schreien uns ermutigt, selber zu schreien. Bei dem Gedanken muss ich innerlich schmunzeln. Die Türkin brauche ich nicht, ich bin heute die Türkin für andere.

Die Hebamme fragt mich: „Können Sie sich vorstellen, in dieser Position auf der Seite zu gebären?" Ja, kann ich. Wie denn auch sonst? Ich kann mich nicht rühren! Ich nicke.

Die Hebamme sagt: „Wenn Sie das Gefühl haben, dass Stuhlgang ansteht, dann pressen Sie! Das ist nämlich der Kopf des Babys, der drückt."

Habe ich verstanden. Ich nicke. Es ist aber noch nicht soweit. Meine Augen sind fast die ganze Zeit geschlossen. Die Ankunft einer zweiten Ärztin nehme ich kaum wahr. Ich blinzle nur einmal kurz. Sie ist jünger und sympathisch, hat sich mit Namen vorgestellt, doch den habe ich nicht richtig verstanden. Ich überlege einen Moment, ob ich die Augen öffnen, sie begrüßen, mich vorstellen und noch einmal nach ihrem Namen fragen soll. Doch ich verwerfe den Gedanken schnell wieder. Nein, mach ich nicht. Ich darf das. Sie wird es verstehen. Wahrscheinlich kennt sie das. Höflichkeit und ihr Name sind mir völlig egal. Ich halte die Augen geschlossen und schweige.

Habe gerade anderes zu tun: Schreien während der Wehen, Entspannen in den Wehenpausen. „Schultern lockern, Arme entspannen!" Die Hebamme gibt mir konkrete Anweisungen, die ich befolge.

„Ist es denn Ihr erstes Kind?", will die junge Ärztin wissen.

Felix antwortet für uns mit einem stolzen „Ja."
„Oh, ich bin erstaunt, wie schnell und problemlos alles geht für die erste Geburt! Sie beide sind so eingespielt!", bemerkt sie anerkennend.
Felix strahlt. Ich sehe es nicht, aber er drückt meine Hand fest, daher weiß ich es.
Jetzt ist er da, der Druck wie bei einem Stuhlgang. Schon zum zweiten Mal. Beim ersten Mal war ich mir unsicher, aber jetzt bin ich sicher. Ich gebe der Hebamme ein Zeichen, dass es soweit ist. Ich schreie – lauter als je zuvor. Dann presse ich. Ich kralle mich dabei in dem Tuch fest, das über mir hängt, und presse nach unten.
Die Hebamme gibt Kommandos. Das brauche ich jetzt. „Weiterweiterweiterweiterweiterweiterweiter ...", feuert sie mich an. Ich weiß nicht, wie oft sie es sagt, aber es ist länger als ich je gepresst hätte. Dreimal presse ich in der Wehe, eine gefühlte Ewigkeit. Ich habe Angst, dass mir die Luft ausgeht, weil ich pressen statt atmen soll. Doch das geschieht nicht einmal annäherungsweise. Ich habe immer genug Luft.
Der Kopf, das Gefühl des Stuhlgangs, rutscht etwas weiter nach unten. Ich spüre das. Die junge Ärztin schiebt mit ihren Unterarmen auf meinem Bauch kräftig das Kind nach unten. Ich fürchte, dass sie das Kind zerquetscht, so kraftvoll macht sie das. Ein beängstigender Gedanke und ein unangenehmes Gefühl.
Ich frage mich, ob das sein muss. Bei Hannas Geburt hat das keiner gemacht. Doch ich kenne das von meiner Oma, die mir von der Geburt meiner Mutter erzählt hat. Da war das auch so. Die Ärztin wird schon wissen, was sie tut.
Hoffe ich zumindest.
Die Wehe ist vorbei. Es wird ruhiger. Die Hebamme leitet mich wieder zur Entspannung an. Dann bittet sie mich, die Position zu wechseln: „Es wäre besser, wenn Sie sich auf den Rücken legen würden und die Beine anwinkeln. Dann können Sie die Hände in

die Kniekehlen stecken und die Beine zu sich herziehen. Können Sie sich umdrehen?"
Nein?!? Wie soll ich das denn machen? Mich drehen? Völlig unmöglich! Mit dem Kindskopf so tief im Becken? Das geht jetzt nicht!
Doch es schien mehr eine Anweisung als eine Frage zu sein. Alle packen mit an. Sie erhöhen das Bett zur Kopfseite hin. Dann werde ich von der Seite auf den Rücken gerollt und, da ich mich jetzt am Bettrand befinde, wieder zurück zur Bettmitte verfrachtet. Ein klein wenig kann ich sogar mithelfen. Aber wie war das mit der Patientenfreiheit, mit der Wahl der Entbindungsstellung? Egal, zurückbewegen kann ich mich nicht.
Die nächste Wehe geht schon los. Mein Schreien kündigt es den Umstehenden an. Alle gehen an ihre Position. Ich kralle mich in das Tuch, die junge Ärztin legt ihre Unterarme auf meinen Bauch, Felix legt seinen Arm um meine Schultern. Die anderen zwei kann ich nicht lokalisieren.
Die Hebamme gibt Anweisung: „Die Wehe erst kommen lassen!"
Ich horche in mich hinein. Ja, da sind die Schmerzen. Ja, sie werden noch stärker. Ja, solche Schmerzen hatte ich noch nie! Das Schreien von vorher war kein Schreien. *Jetzt* schreie ich.
„Und dann pressen!"
Ich presse.
„Und weiterweiterweiterweiterweiter ..."
Dann muss ich kurz Luft holen, die ich in den Bauch pressen kann. Ich presse erneut.
„Und weiterweiterweiterweiterweiter ..."
Ich hole Luft. Ich presse.
Die Wehe flacht ab. Sie ist vorbei. Ich lasse das Tuch locker, die Ärztin nimmt ihre Unterarme von meinem Bauch, Felix krault meinen Rücken.
Ich bin überrascht. Ich stelle mit Staunen fest, dass ich mich nicht überfordert gefühlt habe. Die Schmerzen waren nicht

unerträglich, wie befürchtet. „Machbar" ist das richtige Wort. Ja, die Schmerzen zu bewältigen war machbar! Es war alles so, wie es sein sollte und wie ich es aushalten konnte. Ich habe im tiefsten Wehenschmerz gespürt, dass ich es schaffe.
Felix bringt mich dazu, ihn anzusehen. Liebe fließt zwischen uns. Ein Lächeln auf unser beider Lippen. Er ist bei mir. Gleich ist es soweit.
Ich schließe die Augen, konzentriere mich.
Die nächste Wehe kommt. Felix, die Hebamme und die Ärztin reden gleichzeitig. Ich verstehe kein Wort. Egal! Ich weiß, was ich zu tun habe: Die Wehe erst kommen lassen – wie eine Welle, die sich aufbaut, die stärker wird. Dann, am höchsten Punkt, bricht sie, und ich schiebe unser Kind mit Kraft ein Stück weiter hinaus. Die Wehe ist nicht nur Schmerz, sie ist vor allem Kraft. Ohne sie könnte ich das Kind nicht hinauspressen. Ich brauche die Wehe dafür, sie hilft mir. Ich warte also bis die Kraft am größten ist, dann presse ich.
„Weiterweiterweiterweiterweiter ..."
Ich presse lange, wieder dreimal, mit Luftholen zwischendurch.
Dann kommt die Wehenpause. Felix muss mir ein Glas Wasser reichen. Meine Kehle ist vom Schreien ausgetrocknet. Jetzt weiß ich, wozu man die sauren Bonbons von der Klinikkoffer-Liste aus dem Papa-Handbuch hätte gebrauchen können, das ich damals für Hannas Geburt gelesen hatte.
Ich höre ein Kleinkind und einen Mann im Flur sprechen. Wieso bringt jemand ein Kind außerhalb des Bauches mit in den Kreißsaal-Bereich? Was es sich wohl denkt, wenn es mich schreien hört? Ob es mich eben schon gehört hat? Bringt bitte irgendjemand dieses Kind weg!
Jetzt geht's wieder los. Die Wehe kommt. Muss sein Papa ihm erklären, ist sein Problem! Ich schreie und konzentriere mich auf den Kopf unseres Kindes.
„Der Kopf ist schon zu sehen", sagt die Hebamme.

Ich tue mich schwer einzuschätzen, wie weit er ist. Ich presse. Der Kopf ist spürbar immer ein Stückchen weiter gerutscht, aber wie weit genau kann ich nicht spüren. Ich frage mich, wann das entscheidende Pressen kommt. Scheinbar später als gedacht. Das Baby kommt noch nicht raus.
In der Wehenpause spricht die junge Ärztin aufmunternde Worte. Sie ist nahe an meinen Kopf herangekommen. Ich schaue sie an. „Das Baby kommt, wenn man glaubt, es geht nicht mehr weiter. Genau dann kommt es. Ist wirklich so." Sie lächelt. Sie meint es nett und aufmunternd. Doch ich bezweifle, dass es so kommen wird. Ich fühle mich stark. Ich bin der festen Überzeugung, dass ich es schaffen werde. Ich werde nie daran zweifeln, dass ich es schaffe. Das würde ich ihr gerne sagen, aber jetzt ist nicht die Zeit für Diskussionen. Ich lasse es. Ich schließe die Augen.
Die nächste Wehe kommt. Ich schreie wieder und kralle mich in das Tuch. Das Schreien ist zweckdienlich. Alle wissen, dass jetzt wieder etwas passiert und dass sie an ihre Positionen gehen müssen. Ich muss an eine Erzählung denken, in der es hieß, dass eine Hebamme anhand des Schreiens erkennen konnte, wie lange es noch dauern wird, bis das Baby da ist. Der Erzählung zufolge schrie eine Frau in den Wehen fürchterlich, aber die Hebamme sagte gelassen: „Ach, das dauert noch!"
Über den Punkt bin ich hinaus. Mein Schreien hat schon eine andere Dimension erreicht.
Doch das Kind kommt nicht. Die Wehen lassen wieder nach. Ich überlege, wie sehr ich pressen muss, damit unser Baby kommt. Ich spüre, ich habe noch Puffer. Ich kann noch mehr, kann noch kräftiger pressen. Doch ich habe Angst vor einem Dammriss. Ich will es lieber langsam angehen lassen und es sanft probieren. Ich hoffe, dass mir der Dammriss dann erspart bleibt. „Ein Dammschnitt wird nur gemacht, wenn der Damm unkontrolliert zu reißen droht", hat Dora uns versichert. Das wird nicht passieren. Ich presse so vorsichtig, dass nichts einreißt.

Ich versuche, mich zu entspannen. Die Hebamme leitet mich dazu an, sonst hätte ich es vergessen. Ich bin hochkonzentriert. Die Hebamme rät mir: „Nehmen Sie die Hände lieber in die Kniekehlen während der nächsten Wehe, um Ihre Knie anzuziehen. Dann können Sie besser pressen und das Kind kommt leichter heraus."

Mir wird mulmig bei dem Gedanken, dass ich mein Tuch loslassen muss. Aber ich folge ihrem Rat, sie ist die Erfahrenere. Die Wehen setzen wieder ein, mein Schreien kündigt es an. Ich tue, was sie mir geraten hat, und presse. Vorsichtig, um den Dammriss zu umgehen. Ich probiere es wieder mit gemäßigtem Pressen, doch das Kind kommt nicht heraus. Das ist in Ordnung, ich habe Zeit. Es ist alles so, wie es sein muss. Die Wehen helfen mir, das Kind zu gebären, und mir wird genau das zugemutet, was ich ertragen kann. Alles ist gut. Bald ist es soweit, bald ist unser Kleiner da.

Die nächsten Wehen setzen ein. Ich presse erneut. Dann höre ich ein lautes Geräusch: „Ratsch!" Es hört sich an, als ob jemand mit einem Teppichmesser Teppich zerschneidet. Und es fühlt sich auch so an, aber nicht an Teppich, sondern an mir!

Ich!-werde!-aufgeschnitten!

Ein Dammschnitt.

Nein! Was soll das?!

Ich bin entsetzt. Und tief verärgert. Am liebsten würde ich die Ärztin wegkicken. Ich bin mir sicher, sie würde zwei Meter weit fliegen, so eine gewaltige Kraft spüre ich.

So stark wie nie zuvor.

Unbändig.

Doch damit wäre die Kraft für mein Kind verloren – die Kraft, die ich brauche, um es herauszuschieben. Ich muss jetzt pressen!

Ratsch! Wieder ein Schnitt.

Scheiße, wie oft schneidet sie noch? Ich presse stärker.

Ratsch! Noch ein Schnitt.

Verdammt, sie wird damit weitermachen, bis das Kind draußen ist!
Ich presse mit voller Kraft. Ich gebe alles.
Ich spüre den Kopf und wie er die letzte Hürde überwindet.
Der Körper rutscht ohne Mühe nach.

16:58 Uhr. Ich öffne die Augen und richte mich auf. Da liegt er, ein Junge. Bläulich und zart liegt er zwischen meinen Beinen. Er blickt mich an, die Augen wachsam geöffnet. Er ist so hübsch! Oh mein Gott!
Die Hebamme nimmt ihn hoch. Ich ziehe mein T-Shirt aus. Sie legt ihn mir auf die nackte Brust. Er und ich, wir beide wie die Natur uns schuf, kuscheln Haut an Haut, Bauch an Bauch. Er atmet ruhig. Felix beugt sich zu uns, hält seinen Kopf dicht neben meinen. Ich kann seine Wärme spüren. Wir schauen beide zu unserem Sohn. Jeder hat eine Hand auf seinen zarten Rücken gelegt. Unser Sohn hebt den Kopf und schaut zu mir, zu Felix, wieder zu mir, wieder zu Felix. Hallo, kleiner süßer Erdenbürger, herzlich willkommen auf dieser Welt! Ein wunderbarer Moment.
„Hallo Papa!", sage ich zu Felix.
„Hallo Mama!", lächelt er zurück und küsst mich.
Alle um uns herum sind mit irgendetwas beschäftigt. Wir brauchen nur uns. Wir genießen den Moment.
Dann darf Felix die Nabelschnur durchtrennen. Er schafft es in einem Rutsch.
Nach einer Weile kommt die Nachgeburt. Es ist alles da, was da sein muss.
Anschließend nimmt Felix unseren Sohn auf seine Brust. Die junge Ärztin soll meinen Dammschnitt nähen. Sie betäubt mich örtlich und bekommt dann Anweisung vom Chefarzt. Anschließend legt sie los. Hoffentlich bin ich nicht die Erste, bei der sie das tut!
„Es gab eine Hautfalte. Wir mussten schneiden", erklärt mir die Hebamme. Sie hat mich nicht aufgeschnitten. Es war die ältere

Ärztin, die unsympathische. Unnötig, willkürlich, körperverletzend! Doch ich schweige. Es ist ein magischer Moment, nicht der Zeitpunkt, um zu diskutieren. Das kommt später. Ich nicke der Hebamme zu.

Als die Naht fertig ist, werden wir drei allein gelassen. Eine Stunde Zeit, um unseren winzigen kostbaren Schatz zu bewundern. Wir staunen. Wir kuscheln. Wir strahlen. Eine tiefe Ruhe erfüllt uns. Wir sind jetzt zu dritt.

Anschließend wiegt die Hebamme unseren Kleinen und fragt nach seinem Namen. Wir schauen uns ratlos an. Wir wissen ihn noch nicht. Es war nicht so, dass er herauskam und wir sofort wussten, wie er heißen soll. Sie notiert daher nur den Nachnamen. Dann kommen wir in ein anderes Zimmer, in dem wir uns eine Weile ausruhen können.

Es ist Schichtwechsel. Unsere Hebamme verabschiedet sich. Ich drücke ihr meinen tiefen Dank aus. Die neue Hebamme stellt sich voller Elan vor und gratuliert erst einmal. Sie freut sich aufrichtig mit uns. Dann gibt sie uns noch einmal Zeit, die Ruhe zu dritt zu genießen.

Nach einer Weile kommt sie wieder und fragt, ob ich Hunger habe.

„Oh ja, riesigen Hunger!"

Felix holt mir drei belegte Brötchen.

„Was, nur so wenig?", frage ich.

Er blickt verdutzt drein. Ich verschlinge alle in Windeseile und bin nur mittelmäßig satt. Mehr gibt es leider nicht.

Ich genieße die Ungestörtheit. Dennoch überlege ich, ob wir unsere Eltern anrufen sollen. Einerseits will ich nicht telefonieren, andererseits will ich, dass sie sich mit uns freuen, jetzt. Wir beschließen, wenigstens kurz anzurufen. Ich fange an. Mein Vater geht ans Telefon.

„Ihr seid heute Großeltern geworden", sage ich. „Es ist ein Junge."

„Oooh, das ist ja toll!", sagt er erfreut. „Wie war es? Wie geht es dir?", sprudelt es aus ihm heraus.
Oh weh, was habe ich da nur angerichtet? Die Geburt ist drei Stunden her und schon soll ich telefonieren, als ob ich eben aus dem Urlaub zurück gekommen wäre? Neugier ist gerade fehl am Platz. Sie sollen sich freuen, sonst nichts! „Du, sei mir bitte nicht böse, aber ich will jetzt nicht telefonieren", unterbreche ich ihn. Ich setze eine wehleidige Stimme auf und hoffe, dass es wirkt. „Ich möchte einfach nur, dass ihr euch mit uns freut! Macht eine Flasche Sekt auf und freut euch mit uns. Mehr will ich gerade nicht."
Doch mein Vater ist völlig aus dem Häuschen und kaum abzuwimmeln. Er hat so viele Fragen und vor allem will er wissen: „Wann können wir euch besuchen?"
„Das weiß ich jetzt noch nicht. Ich melde mich. Wir bleiben noch eine Weile hier, dann gehen wir erst einmal nach Hause. Bitte versteh mich, aber ich will jetzt auflegen", sage ich.
So schnell klappt das aber nicht. Er freut sich einfach zu sehr und formuliert es in überschwänglichen Worten, bevor ich auflegen darf. Puh, das hatte ich mir leichter vorgestellt!
Felix ruft danach seine Eltern an. Zum Glück macht er das! Auch er muss Fragen beantworten, wie es scheint. Nach einer kurzen Weile reicht er mir das Handy!
Nein, nein! Ich schüttle den Kopf und blicke ihn flehend an.
Doch er hält mir mit Nachdruck sein Telefon hin. „Meine Mutter will dir persönlich gratulieren", flüstert er.
Ich nehme das Handy.
Felix' Mutter gratuliert herzlich und fragt dann: „Wie geht es dir?"
Schon wieder diese Fragen!
„Soweit geht's mir gut, danke."
Ich erzähle ihr das Gleiche, wie meinen Eltern: Freut euch, aber lasst uns bitte jetzt auflegen! Wir wollten euch nur kurz Bescheid geben und möchten dann nach Hause gehen.

Doch die frischgebackene Oma ist besorgt: „Also ich würde euch dringend raten, noch im Krankenhaus zu bleiben. Ihr solltet besser nicht jetzt schon heimgehen – nicht, wenn es auf eigene Verantwortung passiert."

„Es ist immer auf eigene Verantwortung, auch in drei Tagen wäre es das", erkläre ich ihr und betone noch einmal, dass sie mir nicht böse sein soll, aber dass ich jetzt gerne auflegen möchte. Auch hier gelingt es mir nicht so schnell wie erhofft. Doch irgendwann ist auch dieses Gespräch zu Ende.

Mit der Neugier unserer Eltern hatte ich nicht gerechnet. Sie ist fehl am Platz. Freude wollten wir teilen, nicht Neugier befriedigen.

Wir sind gerade in einer Art heiligen Familienwolke. Ein magisches Feld umhüllt uns, das nur Emotionen zulässt. Das Genießen des Moments ist gerade wichtig, kein Smalltalk und keine Plauderei. Das passt gerade nicht zu unserer Stimmung.

21:00 Uhr: Wir beschließen, den Heimweg anzutreten. Ich bin sicher, dass es uns zu Hause gut gehen wird. Wir brauchen keine vermeintliche Sicherheitsnacht im Krankenhaus. Daheim können wir unseren Sohn windelfrei lassen, ohne dass wir uns Fragen anhören müssen. Bevor wir fahren, steht mir die Hebamme noch beim ersten Versuch bei, unseren Sohn zu stillen. Auch machen wir noch drei Fotos von uns. Danach zieht Felix unseren kleinen Schatz an. Ich ziehe mich an, langsam und behutsam.

Seit der Geburt sind vier Stunden vergangen, als wir uns auf den Heimweg machen. Der Weg vom Kreißsaal-Bereich bis zum Auto ist noch viel weiter als bei unserer Ankunft. Wir brauchen eine halbe Stunde. Felix trägt unseren Sohn, ich stütze mich auf Felix. Ich kann nur gebeugt gehen und schleiche langsamer als ich jemals zuvor in meinem Leben gegangen bin. Alles passiert in Zeitlupe.

Es ist eisig draußen in dieser Novembernacht, nichts im Vergleich zum Nachmittag, als wir hier ankamen.

Wir sind heute Eltern geworden. Etwas ist anders als zu Beginn der Schwangerschaft, als unsere Suche nach dem richtigen Weg begann. Wir sind anders geworden.

Warmherzig. Selbstsicher. Glücklich.

Jetzt beginnt unsere Reise.

Zu den Indianern.

Danksagung

Ich danke meinem Partner für seine Unterstützung. Insbesondere dafür, dass er mich mit Geduld und Zuversicht die Mutter hat werden lassen, die ich heute bin.

Ich danke meinen Eltern für ihre großzügige, immer andauernde Liebe und dafür, dass sie mich stets meine eigenen Entscheidungen treffen ließen. Außerdem danke ich ihnen für die Zeit, die sie auf dem Boden krabbelnd, Ball spielend und tobend mit unserem Sohn verbracht haben, damit ich an meinem Buch schreiben konnte.

Ich danke meinen Freunden und meiner Familie für ihre immerwährenden Anregungen und ihre Unterstützung in meinem Werdegang als Mensch und als Mama! Ich bin dankbar für alle unterschiedlichen, teilweise gegensätzlichen Tipps und anregenden Gespräche, durch die ich mich auf die Suche nach meinem eigenen Weg als Mutter gemacht habe. Ihr alle habt damit meinen Weg begleitet, die Mama zu werden, die ich heute bin.

Lieben Dank meinem Partner sowie meinen Freundinnen Martina Ahr und Frauke Hahn für die ehrliche und konstruktive Kritik an meinem Manuskript.

Tausend Dank an meine Lektorin Monika Esterer, die in meinem Text einige Ecken und Kanten ausbügelte und immer die richtigen Worte fand, die ich manchmal vergeblich gesucht hatte.

Herzlichen Dank an Janina Steger für das wunderschöne Cover.

Großer Dank an Marita Grabowski, Martina Jordan und Bärbel Kerber für den anregenden Austausch zum „Selfpublishing".

Besonderer Dank gilt Petra Kalmer und Steffen Beisiegel, die mir mehr als einmal Mut gemacht haben, ein Buch zu schreiben.

Literaturverzeichnis

Bauer, Ingrid: *Es geht auch ohne Windeln! Der sanfte Weg zur natürlichen Babypflege.* München: Kösel 2010.

González, Carlos: *In Liebe wachsen. Liebevolle Erziehung für glückliche Familien.* Minden: La Leche Liga 2009.

Liedloff, Jean: *Auf der Suche nach dem verlorenen Glück. Gegen die Zerstörung unserer Glücksfähigkeit in der frühen Kindheit.* München: C.H. Beck 2009.

Richter, Robert und Eberhard Schäfer: *Das Papa-Handbuch.* München: Gräfe und Unzer 2011.